CHRISTIAN ANDERS
DER IMPFWAHNSINN

Impressum
2. erweiterte Auflage 2019

Schriftsatz & Gestaltung: Elke Straube
Coverdesign: Verlag Elke Straube
Zeichnung Frontcover: Martina Meißner
Herstellung und Verlag: BoD- Books on Demand, Norderstedt
ISBN: 978-3-937699-30-1

CHRISTIAN ANDERS

DER IMPFWAHNSINN

IMPFEN – DIE LÜGE DES JAHRHUNDERTS

Impfungen sind zu schwach, die Krankheit zu verhindern und stark genug, den Körper krank zu machen

Man entschuldige, wenn ich mich im Verlaufe des Buches vielleicht wiederhole, aber die Verantwortung ist groß, und ich möchte dieses mehr als heikle Thema von allen Seiten ausleuchten, um wirklich den unverantwortlichen Wahnsinn von Impfungen darzustellen. In meinem 1993 in English erschienenen und in Amerika veröffentlichten Buch *THE MAN W.H.O. CREATED AIDS* habe ich bereits verkündet, dass Impfungen ein Schwindel, eine Panikmache, Geldschneiderei und eine Maßnahme zur Bevölkerungskontrolle sind. Da jedoch in letzter Zeit immer mehr Unsinniges und Widersinniges sogar bzw. besonders von so genannten Fachleuten über Impfungen, Viren und Virenisolationen erscheint, muss ich mich wohl doch wieder zu Wort melden, und zwar mit diesem Buch.

Ach so, werden Sie sagen, gerade ein SCHLAGERSÄNGER wird uns jetzt sagen, wo es langgeht? RICHTIG. Und bald soll es nicht mehr nur ein Schlagersänger sein, sondern auch ein Fleischer, ein Angestellter, ein Arbeiter, ein Mathematikprofessor, eine Hausfrau, ein Opernsänger, ...eben ALLE, die bisher den großen Fehler begangen haben, so genannten „Experten" aus Industrie, Wissenschaft und Politik die Entscheidungen darüber zu überlassen, was man tun sollte und was nicht, in welche Richtung man denken sollte und in welche nicht. Was hat uns denn das Vertrauen in die so genannten „Experten" aus Wirtschaft und Politik gebracht? DIE KRISE! Eine Krise, die sich nicht nur auf die Finanzebene erstreckt. Wie sieht denn die Welt heute aus? Religions- und andere Kriege wüten über den Planeten, und die von mir 2003 in meinem Buch *DER RUBEL MUSS ROLLEN* für 2008 vorausgesagte Wirtschaftskrise ist auch da. Wollen Sie sich da wirklich noch auf andere verlassen und nicht auf sich selbst? Aber wie kann ich mich denn auf mich verlassen? Die Antwort: Indem ich mich SACHKUNDIG mache und DANN entscheide, ob etwas für mich richtig oder falsch ist!

KEINER, NIEMAND, kein Politiker, kein Wissenschaftler, kein Konzernchef, auch nicht ich, lieber Leser, kann und darf Ihnen diese Entscheidung abnehmen. Die müssen Sie ganz alleine treffen. ABER ZUVOR müssen Sie sich informieren. Dies geschieht hier und heute. UND HEUTE haben wir uns also getroffen zu dem Thema IMPFUNGEN und VIREN. Willkommen im Club. Ja, sie lesen richtig. Willkommen in dem von mir gegründeten Club der AUTODIDAKTEN. Lesen Sie, zweifeln Sie, vergleichen Sie, und machen Sie um Gottes Willen eines: Bilden Sie sich Ihre EIGENE Meinung! Nehmen Sie nicht alles KRITIKLOS hin.

Stellen Sie sich mal folgendes vor: Drei weltbekannte Virologen, der eine behauptet, Impfungen seien notwendig, um gegen virale Krankheiten vorzubeugen, der zweite sagt, sie seien schädlich (wenn nicht sogar tödlich), und der dritte behauptet: „Alles Blödsinn, es gibt gar keine krank machenden Viren, und es gibt auch nicht die Viren wie HIV und andere, denn man hat die gar nicht isoliert!“ Na prima. Und mitten drin in dieser viralen Verwirrung stehen SIE, umgeben von Viren und Nichtviren und fragen sich: ‚Ja, was stimmt denn nun?' Der größte Fehler, den Sie machen können, ist der, sich wieder irgend einer Massenverblödungs-TV Show zuzuwenden und zu denken ‚Wird schon werden, die da oben werden's schon richten, auch ohne mich.' Nein, werden sie NICHT. SIE, lieber Leser, müssen es richten, SIE müssen sich SELBST auf die Suche begeben, um sich SACHKUNDIG zu machen. Wo? Zum Beispiel hier in diesem Buch. Lesen Sie es und dann entscheiden SIE SELBST, ob das, was darin steht, wahr sein kann oder nicht. NIEMAND kann Ihnen diese Entscheidung abnehmen, niemand…

Ihr Christian Anders

IST IMPFEN KÖRPERVERLETZUNG?

FAST ALLE IMPFSTATISTIKEN SIND GEFÄLSCHT!

**Neue Untersuchungen bestätigen:
Seuchen sind lange VOR Impfungen verschwunden und werden durch Impfungen nur am Leben erhalten!**

GEIMPFTE STECKEN DIE UNGEIMPFTEN AN!

Jean Paul Sartre:

„Wenn Ihr Eure Augen nicht gebraucht,
um zu sehen,
werdet Ihr sie brauchen,
um zu weinen.“

In Memoriam

Dr. med. Gerhard Buchwald

Der bekannteste deutsche Impfkritiker, Dr. med. Gerhard Buchwald, ist am 18. Juli 2009 verstorben. Dr. med. G. Buchwald, Facharzt für Lungenkrankheiten und Innere Medizin, anerkannter Arzt für Naturheilverfahren, Kurarzt, Badearzt und Arzt für Sozialmedizin, sachverständiger Gutachter in ca. 150 Fällen zu Impfschadensprozessen vor deutschen Sozial- und Landessozialgerichten, kritisierte als Erster die offizielle Impfpolitik öffentlich und hat großen Anteil an der Rücknahme der Pockenimpfpflicht.

Dr. Buchwald war von 1970 bis 1982 Oberarzt an der Klinik Franken der Bundesversicherungsanstalt für Angestellte in Bad Steben und von 1982 bis 1989 Chefarzt der Klinik am Park in Bad Steben. Nach seiner Pensionierung im Jahre 1990 war er ärztlicher Berater des Schutzverbandes für Impfgeschädigte und Autor mehrerer impfkritischer Bücher. Sein Engagement und seine zahlreichen Veröffentlichungen trugen wesentlich dazu bei, die von den Behörden immer wieder beteuerte Wirksamkeit und Sicherheit der Impfstoffe zu widerlegen.

Die bekannteste Veröffentlichung von Dr. med. Buchwald ist sein Buch *„Impfen - das Geschäft mit der Angst“*. Dafür gebührt dem Mediziner – in memoriam – meine ganz persönliche Hochachtung.

Christian Anders

Vorwort von Dr. Manfred Simon

Zu diesem umfangreichen Buch „Der Impfwahnsinn" möchte ich als Zahnarzt mit 35-jähriger Berufserfahrung auf eine „Impfung" hinweisen, die garantiert wirkt. Es ist die lokale Betäubung mittels Injektionsspritzen. Diese Betäubungsmaßnahme erfolgt sicherlich zehn Mal pro Behandlungstag. Es ist dies eine äußerst einfache und wirksame „Impf"-Maßnahme, um schmerzfreie Behandlungen erfolgreich durchzuführen. Ich hoffe, Herr Anders als mein Patient erlaubt mir auch weiterhin, ihm lokale Betäubungsmittel zu spritzen...

Was die in diesem Buch erwähnten Impfungen anbelangt, da kann ich dem Leser nur empfehlen, sich das Buch GUT DURCHZULESEN und dann selbst zu entscheiden, ob er für oder gegen Impfung ist, ob er sich impfen lassen will oder nicht.

Dr. Manfred Simon

„Ein gefährliches Buch! Es regt zum (Nach)-denken an..."

Dr. med. Manfred Lutz
Facharzt für Orthopädie
Berlin
www.drlutz-orthozentrum-neukoelln.de

Vorwort von Dr. med. Heinz Gerhard Vogelsang zum Thema „Impfen“

Man kann eine meist harmlos verlaufende Kinderkrankheit wie die Masern nicht mit lebensgefährlichen Erregern wie Polio und Pocken vergleichen, sondern muss sehr wohl Vor- und Nachteile abwägen. Viren lassen sich nicht wegimpfen. Warnendes Beispiel ist der Verlauf der Masern in den USA, wo durch die Polizei eine fast vollständige Durchimpfung erzwungen wurde. Trotzdem traten nach einiger Zeit wieder Masernepidemien auf, die mehr Todesfälle forderten als vor der Impfung. Man hatte die Viren bösartiger geimpft.

Die wichtigsten Maßnahmen gegen gefährliche Komplikationen durch Viruskrankheiten sind Abhärtung und gesunde Kost, vor allem weitgehender Verzicht auf Süßes. Da Kinderkrankheiten außerdem das Immunsystem kräftigen, sollte man nicht unbesehen möglichst viel impfen. Vielmehr handelt es sich um eine verantwortliche Entscheidung, die jede Familie individuell zusammen mit dem Arzt treffen muss. Ebenso sind generelle Empfehlungen wie „Alle über sechzig sollen sich gegen Grippe impfen lassen“ falsch. Eine ohne Impfung überstandene Grippe kräftigt das Immunsystem, und es gibt viele Sechzigjährige, deren Organismus das leisten kann. Wer allerdings ohne Impfung in ein Gelbfiebergebiet reist oder in einem Zeckenschwerpunkt lebt, ist wahnsinnig.

Abzulehnen sind Mehrfach-Impfungen an einem Termin, weil das die Immunantwort verzettelt, und Impfstoffe mit gefährlichen Zusätzen wie Quecksilber.

Die Medizin muss die Frage beantworten, warum die Immunkrankheiten bis hin zum Krebs immer häufiger werden. Eine der wichtigsten Antworten ist: Weil in den Industrieländern die Entwicklung des Immunsystems systematisch behindert wird. Das beginnt mit der Unterdrückung jedes Fiebers mit Chemikalien schon bei Kindern und endet damit, dass die Langzeitwirkungen anderer Chemikalien auf das Immunsystem wenig oder gar nicht erforscht sind.

Zusammenfassend wird die Zeit der Infektionskrankheiten aus natürlicher Entwicklung immer mehr Medizingeschichte zugunsten der Immunkrankheiten, zu denen auch viele Altersbeschwerden einschließlich der Arthrosen gehören, die durch eine Schwächung der Formbewahrungskräfte entstehen, ebenfalls ein Bereich des Immunsystems. Denn das Immunsystem entscheidet nicht nur über Fremdsubstanz, sondern auch über zuviel Substanz am falschen Ort. Damit geraten auch die Arteriosklerose, Herzinfarkt, Schlaganfall und Thrombose in diesen Blickwinkel. Junge immunkräftige Menschen haben dergleichen nicht, und hier verursacht Schaden, wer impft, ohne zu wissen, was er tut.

Dr. med. Heinz Gerhard Vogelsang,
Internist und Arzt f. Naturheilverfahren und Homöopathie, Krefeld
Literatur: *Der Merkurstab* (redaktion@merkurstab.de)

Frage 1

Wenn Grippe-Impfungen so wirkungsvoll sein sollen, wie kommt es dann, dass jedes Jahr allein in Deutschland über 10 Millionen Menschen an der Grippe erkranken und über 10.000 Menschen daran sterben? Vielleicht deshalb, weil jährlich über 10 Millionen Menschen in Deutschland GEGEN die Grippe geimpft werden?

Frage 2

Warum vergisst man im Jahr der Schweinegrippe die immense Anzahl der Hungertoten? Täglich sterben weltweit 55.000 Menschen an Hunger und dessen Folgen, davon 30.000 Kinder! Warum wird für diese Menschen nicht ein Bruchteil dessen, was in die Impfprogramme gesteckt wird, locker gemacht?

Christian Anders

Die amerikanische Gesundheitsministerin Kathleen Sebelius hat einen Erlass unterzeichnet, der den Herstellern von Impfstoffen gegen die Schweinegrippe vollständige rechtliche Immunität bei allen Strafverfahren garantiert, die im Zusammenhang mit neuen "Schweinegrippe"-Impfstoffen angestrengt werden könnten!

Meine Frage:

Wer übernimmt in Deutschland die rechtliche Verantwortung, wenn der Impfstoff von einem amerikanischen Pharmakonzern entwickelt und vertrieben wird, der aufgrund des Erlasses der US-Gesundheitsministerin auch gegen rechtliche Schritte aus dem Ausland (hier Deutschland) nicht beklagbar ist, wenn als Folge der Impfung unbekannte Nebenwirkungen mit nicht absehbaren Folgen auftreten?

Christian Anders

„Die heutige Verbesserung der Gesundheit begann und machte Fortschritte, ohne dass die Medizin mit Impfungen nennenswerte Beiträge geleistet hätte."

Prof. Thomas McKeown, Epidemiologe

„Mir ist das Risiko zu hoch. Es wurde noch nicht nachgewiesen, dass der Nutzen der Impfung größer ist als das Risiko durch die Schweinegrippe.
In meiner Praxisgemeinschaft lässt sich kein Arzt impfen. Auch an ihre Kinder lassen sie keine Schweinegrippe-Spritze. Dieses eindeutige Zeichen sollte sich jeder zu Herzen nehmen, besonders gesunde Menschen."

Dr. Hans-Georg Fritz,
Facharzt für innere Medizin,
Berlin

"Es gibt keine Entscheidung für das Impfen, denn Entscheidungen setzen Wissen voraus, und wer weiß, der impft nicht."

Dr. Fritz Reuthinger

Vorwort von Christian Anders

Die Frage stellt sich: Wem haben wir eigentlich den Impfwahnsinn und den Impfschwindel bzw. die Impfidee überhaupt zu verdanken?

Die Antwort: Einem Quacksalber und der Gier nach Geld! Man lese und staune: Der Mann, der die Kuhpocken-Impf-Idee begründete, war ein Quacksalber! Sein Name war Edward Jenner, er hatte sich 1800 seinen medizinischen Grad für 15 Pfund gekauft. Das nächste Ding war, dass er die Idee der Kuhpocken-Impfung von Benjamin Jesty, einem walisischen Bauern, stahl, der davon gehört hatte, allerdings nicht zum Zwecke der Impfung, sondern als eine Form sadomasochistischer Anbetung. Die Indianer des Altertums ehrten Sheetula-Mata, die Göttin der Pockenqual, indem sie künstliche Kuhpockenviren* auf ihre Haut tropften. Kannst du dir das vorstellen? Die medizinische Welt des 20. Jahrhunderts nimmt dich auf den Arm, indem sie dich einem altertümlichen Skarifizierungsritual aussetzt. Jenner, dem Quaksalber, machte das nichts aus. Er dachte, Kuhpocken kämen von Pferden, weil deren Haut Bläschen bildet, die denen der Kuhpocken ähnlich sind. Jenner impfte mehr Kinder, mit dem Ergebnis, dass sie starben. Ein Dr. Babcock hörte davon und, anstatt Jenner zu stopppen, schloss er sich ihm an, denn er spürte (wie viele Ärzte heute), dass mit diesem Kuhpockengeschäft und mit Impfung im Allgemeinen eine Menge Geld zu machen ist. So verbesserte der Arzt die Methode und veranlasste Ärzte in Attleborough, Massachusetts, Tausende mit dem von der Kuh gewonnenen Pockenimpfstoff zu impfen, was eine Pockenepidemie und ein Aussetzen des Impfprogramms zur Folge hatte.

Man würde denken, dass spätestens dieser Punkt das Ende der Pockenimpfung war. Weit gefehlt. Ich erwähnte bereits einige Beispiele ihrer Wiederbelebung. Epidemien jeglicher Art können nicht durch Impfungen geheilt werden, sondern nur durch das Schaffen der hygienischen und sozialen Bedingungen, die zum Heilungsprozess und zum Verschwinden der Krankheit führen. Hygiene und Isolation sind die zwei wirksamen Heiler einer jeden Krankheit. Ich komme mehr und mehr zu dem Schluss, dass Ärzte die Menschen nicht wirklich heilen wollen. Warum in Gottes Namen kommen sie immer und immer wieder

---

* Kuh oder latainisch vacca = Kuh, deshalb „vaccination“ (engl. für Impfung), später auch verwendet im Zusammenhang mit der Injektion „schützender“ Substanzen, die nicht von der Kuh kommen.

mit „gesunden“ Methoden, die den Patienten umbringen, aber den Arzt „heilen“, indem sie ihn reich machen? Jenner entdeckte, dass Milchmädchen keine Pocken bekommen, so kam er zu dem für mich unlogischen Schluss, dass sie nach einer Infektion Immunität entwickelt haben müssen.

Der größte Schaden jedoch wurde nicht von einem Quacksalber wie Jenner angerichtet, sondern von einem richtigen Arzt wie Louis Pasteur und wiegt sogar noch schwerer. Pasteur hatte absolut keine Ausbildung und keine Erfahrung in Medizin. Die Menschheit bezahlt heute den Preis dafür, die gleiche Menschheit, die er retten wollte, um sich so unsterblich zu machen. Vielleicht war der zweite Teil seines Wunsches zu dominant.... Man muss das zweimal lesen, um es wirklich zu verstehen. Hier kommt es: Was immer sie auch lehren in der modernen Medizin des 20. Jahrhunderts basiert hauptsächlich auf den Irrtümern von Louis Pasteur. Er war nur eine andere Version des Morris Fishbein von der AMA. Louis Pasteurs Irrtum war, mit zwei Worten gesagt, die „Keim-Theorie“. Pasteur dachte, dass Keime in den Körper eindringen und so Krankheit verursachen, während die Wahrheit ist, dass Keime überall sind, im Körper und außerhalb. Wenn die Gesundheitsbalance des Körpers zerstört ist, greifen die Keime an. Mit anderen Worten, es ist hauptsächlich die Umwelt, die Krankheiten verursacht und nicht der Keim oder die Bakterie oder das Virus. Was ist die ideale Umwelt für das Virus? Eine Zelle. Wenn etwas nicht in Ordnung ist mit der Zelle, dringt das Virus in die Zelle ein und zerstört sie, während es zur gleichen Zeit neue Viren produziert, immer dem Gesetz der Natur gehorchend, welches lautet: Überleben der Stärksten.* NUR das Virus zu töten und sei es mit der Rife-Maschine, macht keinen Sinn, weil andere Viren nach einer Weile die Zerstörten ersetzen würden, es sei denn, der Patient ändert die Umwelt, was bedeutet, Ernährung, Ausarbeitung, positiver mentaler und emotionaler Zustand usw. Aber Pasteur wusste das nicht, so ermutigte er zur Produktion von Impfstoffen und verschiedenen Chemikalien, die natürlich absolut nutzlos waren und sind. Entschuldigung, ich nehme es zurück. Man kann sie natürlich nutzen, aber sie sind wertlos. Noch einmal: Das allgemeine Immunsystem des Körpers muss zuerst für sich selbst wieder hergestellt werden, dann zusammen mit der Umwelt. Das allein reicht oft aus. Dann verschwindet das „Virus“ automatisch.

---

* Das HIV-Virus jedoch, das künstlich erzeugt wurde, wartet nicht, bis die Zelle schwach ist, es greift sofort an, dringt in die Zelle ein und frisst sie auf, während es sich reproduziert.

Das ist nicht meine geniale Definition, das wurde bereits im 19.Jahrhundert gelehrt. Claude Bernard (1813-1878) war ein französischer Physiologe, der immer und immer wieder erklärte und darstellte, dass Keime und Mikroben die Quelle von Krankheiten sein können, aber sie können nichts ausrichten, wenn die Umwelt nicht die richtigen Bedingungen schafft, dass die Keime in die Zellen eindringen und sich dort ansiedeln können (wo sie entweder Vermehrung oder Abfall bewirken. Lanoo). Krankheit wird hauptsächlich durch eine Veränderung der grundlegenden Prozesse im Körper verursacht oder: Zufuhr von Lebensmitteln und Ausscheidung von Lebensmitteln halten sich nicht mehr die Waage. Die Mikrobe ist nichts, es ist die Umwelt, die wichtig ist.

Auf seinem Sterbebett stimmte Louis Pasteur schließlich zu und bekannte: „Bernard hat recht. Die Mikrobe ist nichts. Die Umwelt ist das einzig Wichtige.“ Wie wahr.

Und noch jemand gestand etwas auf seinem Sterbebett, nämlich der Quacksalber Jenner, der Vater der heutigen Impfungen. Er stammelte in seinen letzten Atemzügen: **„Ich weiß nicht, ob ich nicht doch einen furchtbaren Fehler gemacht habe und etwas Ungeheuerliches geschaffen habe!“**

Haben Sie, Herr Jenner, haben Sie.

Christian Anders

Inhaltsverzeichnis

DIE ZWANGSIMPFUNG KOMMT!

MACHT EUCH SACHKUNDIG!

Und nun zurück in die heutige Zeit (21. Jahrhundert). Der Impfschwindel lebt weiter, und es geht ihm prächtig, indem er Millionen von Menschen krank und die Pharmaindustrie reich macht, z.B. mit

MASSENIMPFUNGEN

Panikmache oder organisierte Körperverletzung und Geldschneiderei?

WUSSTEN SIE SCHON….
dass für die Wirksamkeit von Impfungen bisher jeglicher wissenschaftliche Nachweis fehlt? Der Begriff ‚Impfschutz' ist daher irreführend. Diese tragisch wichtige Tatsache scheint dem so wissenschaftshörigen Deutschen noch gar nicht aufgefallen zu sein: Für die Wirksamkeit von Impfungen fehlt bisher jeglicher wissenschaftliche Nachweis. Ich wiederhole:
FÜR DIE WIRKSAMKEIT VON IMPFUNGEN FEHLT BISHER JEGLICHER WISSENSCHAFTLICHE NACHWEIS!
Man sehe sich nur folgende Statistik an:

Erkrankungen in Deutschland

Jahr	***Diphtherie***	***Tetanus***	***Polio***	***Hepatitis B***
1990	6	18	4	4608
1991	2	16	3*	5081
1992	1	14	3*	5987
1993	9	16	1*	5497
1994	6	14	2*	5166
1995	4	11	3*	6146

Das sind Daten vom Robert Koch Institut. Die Zahlen unter POLIO (Kinderlähmung) sind (außer den vier Fällen 1990) alle durch IMPFUNG verursachtes Polio. Das sage nicht ich, das sagt das Robert Koch Institut. Die bluffen mit der Wahrheit. Der „normale" Zeitungsleser bekommt das sowieso nicht mit. Der darf nur zahlen, wenn es darum geht, die Impfschwindeldosen an den Mann zu bringen. Doch weiter: Trotz routinemäßiger Impfung gegen Hepatitis B seit 1995 hat sich bis heute NICHTS am Auftreten der Krankheit geändert. Das gleiche gilt natürlich für die „normale" Grippe.
Wie steht es nun mit dem Tetanus Schwindel?
Folgendermaßen: Tetanus bzw. Wundstarrkrampf ist eine Infektionskrankheit, welche die muskelsteuernden Nervenzellen befällt, ausgelöst durch das Bakterium *Clostridium tetani*. Die resistenten Sporen des Bakteriums kommen nahezu überall vor, auch im Straßenstaub oder in der Gartenerde. Die Infektion erfolgt durch das Eindringen der Sporen in Wunden.

Aber: Das Tetanus Bakterium ist ein anärober Bazillus. Was das bedeutet? Nun, wenn dieser Erreger mit Luft in Kontakt kommt, stirbt er. Jede blutende Wunde führt zum ABSTERBEN des Erregers. Das Koch Institut bestätigt, was jeder Mediziner und Virologe weiß (es sich nur nicht zu sagen traut): Eine Tetanuserkrankung hinterlässt keine ausreichende Immunität. JA, DESHALB MÜSSEN WIR IMPFEN, argumentiert der verwirrte Impffanatiker. Deshalb eben NICHT impfen, denn: Wie soll denn eine abgeschwächte Impfung etwas schaffen, was nicht mal die Krankheit selber bzw. der originale Erreger geschafft hat? Da schweigt dann der Fachmann.
Mit anderen Worten, wenn Sie sich nach einem Hundebiss gegen Tetanus impfen lassen, halten sie diese Infektion am Leben oder erzeugen sie neu. Was wäre dann im Falle von Tetanus (z.B. nach Hundebiss) zu tun? Serales Vorgehen gegen das GIFT, welches durch den Tetanus-Erreger erzeugt wird. Was ich damit meine? Siehe S.30 („Simultanimpfung“)
Ebenso argumentiere ich im Fall von Tuberkulose und Diphtherie. Impfung dagegen ist alles nur ein Schwindel und völlig wirkungslos. WAS es jedoch nach der Impfung verursacht, ist in der Tat: NEUES Tetanus, NEUE Tuberkulose, NEUE Diphtherie. Wissen Sie, warum es keine Schluckimpfungen mehr gibt? Fragen Sie mal ihren Arzt. Die Schluckimpfung gibt es nicht mehr, da sich z.B. ältere Menschen, die früher nicht geimpft wurden (DIE FRÜHER NICHT GEIMPFT WURDEN!) wieder angesteckt haben. Wie das geht? Babys/Kinder wurden von Oma und Opa gewickelt, nachdem sie die Schluckimpfung erhalten hatten. Der Impfstoff wird über den Kot ausgeschieden. Über den Kontakt damit haben sich die älteren Menschen und Immunschwachen angesteckt.
Damit ist doch klar erwiesen, dass der Impfstoff vor allem auch für Immunschwache ansteckend ist und genau die Krankheit erzeugt, die man vorgibt zu verhindern oder zu bekämpfen. Man muss solche Äußerungen nur richtig lesen…..

Heute, am 23. Juli 2009, lese ich in einer großen deutschen Tageszeitung die Katastrophenschlagzeile:

„Bereits über 2000 Menschen in Deutschland an der Schweinegrippe erkrankt!“

Mein Kommentar dazu: NA UND??? Eigentlich hatte ich ja eine viel schlimmere Nachricht erwartet, nämlich die Realität: „Bereits über FÜNF MILLIONEN MENSCHEN in Deutschland dieses Jahr an der Grippe erkrankt!“
So viele sind es nämlich bis jetzt, und es werden noch doppelt so viele werden bis Ende des Jahres, UND DAS ALLES TROTZ GRIPPE-IMPFUNGEN!!! Man lese und staune. Darüber schreibt niemand. Warum? Weil eine neue Seuche interessanter ist als die alte und weil man damit vom Versagen der Politiker und Banker ablenken kann UND weil eine angebliche neue Seuche für die Pharmariesen mehr Geld bringt. ZWEI MILLIARDEN EURO müssen WIR STEUERZAHLER hinlegen für 50 Milli-

onen Impfdosen gegen die „Schweinegrippe“! Ich sage, es geschieht, um die Schweinegrippe am Leben zu erhalten, sie zu verbreiten. Diese Meinung teilen viele Ärzte mit mir. Auch sie sind der festen Überzeugung, dass Impfungen genau die Krankheiten am Leben erhalten, die sie vorgeben zu bekämpfen. Siehe die „normale“ Grippe. Die infiziert laut Robert Koch Institut JEDES JAHR bis zu 20 Prozent der Deutschen. JEDES JAHR erkranken also an die SECHZEHN MILLIONEN DEUTSCHE AN DER GRIPPE!!!???? Und das trotz Impfungen gegen Grippe??!! Und diese „normale“ Grippe ist auch noch viel tödlicher als die Schweinegrippe, denn jedes Jahr sterben über zehntausend Menschen allein in Deutschland daran.

Und WIE hält man die „normale“ Grippe am Leben? Man impft vor dem Winter und sie bricht dann auch erwartungsgemäß Anfang Februar bei den Geimpften aus. In den letzten Jahren stieg die Zahl der Erkrankungen deutlich an. So geht das Jahr für Jahr, und die Menschen lassen sich das gefallen. Und genauso wird man mit der so genannten Schweinegrippe verfahren. Man wird gegen sie impfen, sie somit noch mehr verbreiten, am Leben erhalten, mehr Menschen anstecken, mehr Impfmitteldosen anfordern und verkaufen und noch größere Gewinne einschaufeln.

Die Wahrheit ist, und mehr und mehr Ärzte bestätigen das: WEGEN der Grippeimpfungen hält sich die Grippe in Deutschland und auch in der übrigen Welt am Leben und verspricht den Pharma-Riesen garantierte jährliche Gewinne von MILLIARDEN von Euro. Im Internet versprechen sich Anwälte bereits saftige Geschäfte, denn sie vermuten: Bald werden sich die Impfgeschädigten in der Welt zusammentun und gegen die Pharma-Riesen klagen wegen versuchten Mordes bzw. Körperverletzung. Übrigens breitet sich das Grippe-Virus in den Ballungsgebieten wie Nordrhein-Westfalen oder in der Hauptstadt Berlin leichter aus als auf dem Land. Warum wohl? In den Ballungsgebieten impft man mehr als auf dem Lande...

Wie unterscheidet man nun eine Grippe von einer normalen Erkältung? Anzeichen einer Grippe sind plötzliches Fieber, Kopf- und Muskelschmerzen und ein trockener Hals. Diese Symptome sind denen einer normalen Erkältung sehr ähnlich. Dennoch ist der Hauptunterschied zwischen einer Erkältung und einer Grippe in der Erregerform zu sehen.
Bei der Grippe handelt es sich um eine Virusform, bei der Erkältung um einen bakteriellen Krankheitserreger. Bei einer Erkältung hilft in den meisten Fällen ein Antibiotikum. Schlägt dies nicht an, kann man davon ausgehen, dass es sich um eine Grippe handelt.
Im Falle einer Grippeerkrankung sollte man folgende Tipps beachten, damit man schneller wieder auf den Beinen ist: Halten Sie in der Akutphase der Erkrankung auf jeden Fall Bettruhe. Bei Fieber können Sie den Flüssigkeitsverlust, der durch das Schwitzen entsteht, durch erhöhte Flüssigkeitsaufnahme ausgleichen. Im Falle einer

Entzündung des Rachens kann Gurgeln mit Salzlösung helfen, die Beschwerden zu mildern. Auch das Inhalieren einer Kamillenlösung zeigt besonders bei Schluckbeschwerden Wirkung. Wenn dann die Grippe am Abklingen ist, sollten Sie sich auf jeden Fall noch ein paar Tage schonen. In dieser Zeit ist es ratsam, auf den Genuss von Kaffee, Alkohol oder schwarzem Tee zu verzichten. Diese Stoffe belasten das Immunsystem nur auf unnötige Weise und schwächen es damit zusätzlich.

Noch etwas zu Masern. Ich kenne viele Menschen, die trotz Masern-Impfung die Masern bekommen haben, einige als Erwachsene. Eine private (also nicht von der Pharma-Industrie gesponserte) Studie aus Holland (2005) stellt fest, dass ungeimpfte Kinder WENIGER Kinderkrankheiten bekommen als Geimpfte. Das ist nicht paradox, sondern normal und logisch, denn deren Immunsystem wird nicht gestört. Niemand stirbt an Masern - aber einige sterben an Fehlbehandlung. Zur Fehlbehandlung zählt: Fieber unterdrücken und Nahrung aufnehmen. Mit anderen Worten: Bei jeder fieberhaften Erkrankung ist geboten: Bettruhe, Fasten, Wasser trinken und versuchen zu schlafen. Bei Masern (bei besonderer Lichtempfindlichkeit) empfiehlt sich die vorsichtige Gabe von Vitamin C (etwa 0,5 GRAMM pro Kilo Körpergewicht). Solche Ratschläge schmecken den gierigen Impfdosenverkäufern natürlich gar nicht. Sie wollen nur eines: IMPFEN und damit die Seuche am Leben halten.

Wie steht es nun mit der Tollwut? Ich sage nicht impfen, denn der Biss selber ist bereits die Impfung. JEDE virale oder bakterielle Infektion ist bereits eine IMPFUNG, welche Antikörper hervorruft, die dann das Virus oder Bakterium bekämpfen. Zusätzliche Impfung ist Unsinn, ganz nach dem Sprichwort: Viele Köche verderben den Brei. Tollwut hat eine Inkubationszeit (Zeit zwischen Ansteckung und Ausbruch) von 3-8 Wochen. Man wartet nicht ab, sondern beginnt sofort nach dem Biss mit einer Injektion eines aktiven und eines passiven Impfstoffes, gefolgt von weiteren aktiven Impfungen nach 3, 7, 14 und 28 Tagen. Damit macht man aber das Ganze nur schlimmer. Wenn der Infizierte überlebt, dann ist dies, so sagen viele Impfgegner, nicht wegen der Impfung, sondern TROTZ der Impfung, denn: Die durch den Hundebiss erzeugten Antikörper reichen völlig, die Krankheit zu verhindern. Viele Impfgegner-Heilpraktiker raten von Impfung gegen Tollwut ab und raten stattdessen folgendes: Zur Vorbeugung bei Verdacht: Gesunde Lebensweise einhalten. Fußbäder und Darmreinigung! Tollwut ist homöopathisch behandelbar. Konsultieren Sie einen homöopathisch praktizierenden Arzt.

Die falsche Idee vom Tollwuterreger im Hundespeichel kam von Pasteur. Er vermutete ihn dort und wollte ihn in BOULLION-Suppe züchten. Klappte aber nicht. Pasteur schloss daraus, dass der Erreger zwar existierte, aber ZU KLEIN war, um ihn zu sehen. Er nannte ihn GIFTIG bzw. virulentus, daher der Begriff VIRUS. Es sind keine Tollwut-Bakterien im SPEICHEL eines Hundes. Das einzige Tier, das Gift im Spei-

chel hat, ist …die Schlange. Dennoch kann ein an Tollwut erkrankter Hund sehr wohl einen Menschen durch Biss bzw. nahen Kontakt anstecken.
Ich bin übrigens mit dem Mediziner Dr. Charles Dulles aus Philadelphia (USA) gleicher Meinung. Er konnte belegen, dass es sich bei den diagnostizierten Fällen von Tollwut beim Menschen immer um Tetanus gehandelt hatte. Für diese Annahme spricht auch die Tatsache, dass man bei Verdacht auf Tollwut gleichzeitig auch Tetanus impft. Wirkt aber nicht.
Wenn der mit z.B. Tollwut Infizierte und dann Geimpfte stirbt, dann aus zwei Gründen: 1. Entweder durch den originalen Erreger oder 2. durch das zusätzliche Impfen, was ja für den Körper eine weitere Belastung ist. Wenn der mit Tollwut Infizierte und dann gegen Tollwut Geimpfte ÜBERLEBT, dann aus wiederum zwei Gründen:
1. Seine Antikörper waren stark genug, den Erreger UND 2. die zusätzliche virale Belastung durch Impfung zu vernichten. Wenn der mit Tollwut Infizierte und NICHT gegen Tollwut Geimpfte STIRBT, dann war sein Immunsystem zu schwach, die Infektion zu bekämpfen. Wenn der mit Tollwut Infizierte und NICHT gegen Tollwut Geimpfte ÜBERLEBT, dann war sein Immunsystem stark genug, die Infektion zu bekämpfen. Nun zu der anstehenden

MASSENIMPFUNG gegen die „Schweinegrippe“

Seit Monaten warne ich davor, seit Monaten werde ich von vielen dafür ausgelacht. Jetzt ist es Wirklichkeit: Die Massenimpfung gegen Schweinegrippe kommt (August 2009) und wird in vollem Gange sein, wenn Sie dieses Buch in der Hand halten. Augenblick, das heißt natürlich Masse MINUS mich. Ihre Entscheidung, liebe Leser, kann und möchte ich nicht beeinflussen, das muss jeder selbst für sich entscheiden. Aber mich impft garantiert keiner!

Was ist geschehen? Die *„Potsdamer Neuesten Nachrichten“* vom 15.07.2009 verkünden es:

**„50 Millionen Impfdosen gegen die Schweinegrippe
Bundesländer rüsten sich, weil steiler Anstieg der Ansteckungen in Deutschland erwartet wird /UN: Virus weltweit nicht zu stoppen“**

Es wird weiterhin berichtet, dass die Schweinegrippe nicht zu stoppen sei und sich die Bundesländer in Deutschland auf eine Ausbreitung des H1N1-Virus im Herbst und Winter vorbereiten würden. Man wolle zunächst 50 Millionen Impfdosen bestellen und nächste Woche über mögliche Massenimpfungen entscheiden. Die Schweinegrippe sei seit der Spanischen Grippe die zweite weltweite Epidemie des 21. Jahrhunderts.

UND DEN SCHMARREN SOLLEN WIR NUN GLAUBEN? Vor Kurzem hatte doch Angela Merkel gesagt „KEINE PANIK WEGEN DER SCHWEINEGRIPPE!“ Anscheinend doch, Angie, wenn jeder geimpft werden soll! Dazu und auch speziell den Medien mit ihren Kopfnickjournalisten sage ich folgendes:

AN FAST ALLE MEDIEN

PFUI TEUFEL!!! Ihr mittelmäßigen Kopfnickjournalisten solltet euch was SCHÄMEN, diesen Schweinegrippeschwindel mitzumachen und die Schweinegrippe-Lüge zu verbreiten. Damit erreicht ihr nur eines, nämlich dass der Bush-Kriegstreiber Rumsfeld NOCH MEHR von diesem total unwirksamen TAMIFLU an die dummen, uninformierten, in Panik geratenden Massen verkauft. PFUI TEUFEL! Habt ihr denn gar keinen Anstand? Hat man euch angepassten Durchschnittsschreibern DAS an der Universität gelehrt? Hat man euch gelehrt, wie man die Unwahrheit verbreitet, nicht aneckt und immer schön das schreibt, was die Menschen verunsichert, Panik erzeugt und damit hohe Auflagen und Verkaufszahlen bringt? SCHÄMEN solltet ihr euch!!! Und da wundert ihr euch, warum mehr und mehr Menschen glauben, dass ihr bzw. eure verlogenen, korrupten Bosse von den ILLUMINATEN gesteuert sind???!! Im Augenblick grassiert NUR EINE pandemische Grippe in der Welt - und das ist die VERBLÖDUNGSGRIPPE, das VERBLÖDUNGSVIRUS, von euch erschaffen und dann in die Welt gesetzt, wo es sich nun verbreitet und alle Menschen in Panik versetzt. Auftrag erfüllt? NWO ist dem Ziel wieder ein Stück näher?

Warum ich mich so aufrege? WEIL ES GAR KEINE SCHWEINEGRIPPE GIBT! Die „paar Toten“ in Mexiko starben an einer ganz normalen Grippe. NA UND? Bei uns in Deutschland sterben jedes Jahr ZEHNTAUSEND MENSCHEN an der Grippe!! Hat da das Schwindelmittel TAMIFLU geholfen? Nehmen die Menschen in Mexiko TAMIFLU? NÖÖÖ!!!

Warum ich mich so aufrege? Weil sich in Mexiko mehr und mehr ZWEIFEL an der Informationspolitik der Regierung mehren!! (warum die so ist, hören wir gleich…). SIEBEN Menschen sind laut WHO an einer „Schweinegrippe“ gestorben. Der WHO Direktor Fukuda erklärt: „Es gibt weltweit sieben Todesfälle. Alle in Mexiko.“ SIEBEN? Wir sind FAST SIEBEN MILLIARDEN MENSCHEN AUF DER ERDE!! Und davon sind gerade mal sieben Menschen gestorben und alles gerät in Panik? MILLIONEN MENSCHEN sterben jährlich an der Grippe!!! Was tut ihr denn dagegen, WHO? Eure Verblödungsdroge TAMIFLU anbieten? SCHÄMEN solltet ihr euch was! Nun sehen wir uns doch mal diese Todesfälle in Mexiko an!!! SIEBEN MENSCHEN. Aber JEDEN TAG verhungern FÜNFZIGTAUSEND KINDER! Warum schreibt ihr nicht mal DARÜBER? Warum ich mich so aufrege? Die Toten in Mexiko sind wahrscheinlich gar nicht an einer Grippe gestorben!!! Ja, wenn ICH 288 Kilo

wiegen würde, dann würde eine Grippe mich wohl auch umbringen. ZWEIHUNDERTACHTUNDACHTZIG KILO!!! Soviel wog nämlich tatsächlich einer der mexikanischen Toten. Ist wohl in einen Tortilla-Nacho-Ofen gefallen! MAMMA MIA. Und die anderen? Sind an Lungenentzündung etc. gestorben!!!!! SCHÄMEN sollten sich Rumsfeld und Co und alle jene Journalisten, die sich nicht zu schade sind, diesen Quatsch zu verbreiten statt der Realität!
Weiter: Jeder, der hier angeblich die Schweinegrippe hat, wird schnell wieder gesund!!! ACH, WIRKLICH? Aber die dumme Masse in Mexiko und anderswo in der Welt MASKIERT SICH gegen die Schweinegrippe. Die laufen alle rum wie Michael Jackson-Clones. So, und nun sage ich euch den

Wahren Grund für die so genannte MEXIKO-SCHWEINEGRIPPE

Dieses Virus-Gerücht hat man ins Leben gerufen, um den Bürgerkrieg in Mexiko zu verhindern. Das haben die da oben sich prima ausgedacht. Seit Wochen hauptsächlich VOR der „Schweinegrippe" brennen in der Kolonialstadt Oaxaca im Süden Mexikos Barrikaden, Autos und Reifen, fliegen Gummiknüppel und Molotow-Cocktails. Ausländische Regierungen erlassen Reisewarnungen, und verschreckt bleiben die Urlauber weg. Ein Szenario irgendwo zwischen Kreuzberger Mai-Krawallen und Bürgerkrieg.
Das alles begann vor einem halben Jahr mit einem Lehrerstreik für höhere Einkommen und hat sich mittlerweile zu einem breiten sozialen Protest entwickelt. Was haben wir denn da? Einen machtbesessenen und skrupellosen Gouverneur, wütende Lehrer, einen hilf- und ideenlosen Präsidenten, radikalisierte Bürger, zofffreudige Studenten und paramilitärische Kommandos, die Jagd auf Demonstranten machen. All das macht aus dem Konflikt in der Hauptstadt eines der ärmsten Bundesstaaten Mexikos ein äußerst explosives Gemisch - und es ist zugleich eine Blaupause der Probleme in der größten Volkswirtschaft Lateinamerikas.
Mehr als ein Dutzend Tote, zerstörte und beschädigte Gebäude in der Altstadt Oaxacas, die zum Weltkulturerbe der UNESCO gehört. Alles begann am 22. Mai - 70.000 Lehrer des Bundesstaates Oaxaca traten in den Streik, um die Erhöhung ihrer niedrigen Gehälter durchzusetzen.
Wisst ihr was?? In Mexiko leben Millionen von Menschen mit EINEM EURO PRO TAG!!!! Und die Politik steht dem Ganzen gleichgültig oder hilflos gegenüber. Da haben sich die verdammten Politiker gesagt: DANN SCHRECKEN UND KONTROLLIEREN WIR DIE MASSEN HALT MIT EINEM ANGEBLICHEN SCHWEINEGRIPPE-VIRUS!!!
Und ihr Ärzte, Krankenschwestern und Apotheker, SCHÄMT EUCH AUCH! Soviel Grips solltet ihr doch eigentlich im Kopf haben, nicht auf solch eine W.H.O. gesteuerte angebliche „Schweinegrippe"- Kampagne hereinzufallen!

Und was sagt dazu Frau Angela Merkel, ihres Zeichens Kanzlerin? Die blufft mit der Wahrheit! Sie sagt: „Keine unnötige Panik wegen der Schweinegrippe!“ MENSCH, ANGIE! DANN SAG DOCH, DASS DAS GANZE EIN SCHWINDEL IST. DAS ist die Wahrheit! LEUTE, wie lange wollt ihr euch eigentlich NOCH verblöden lassen???

Und was das ständige Argument mit der Spanischen Grippe anbelangt, so muss man erst einmal wissen, dass die Spanische Grippe DURCH IMPFUNGEN verbreitet wurde und NICHT wegen Impfungen wieder verschwand. Lesen Sie bitte dies:

DIE WAHRHEIT ÜBER DIE SPANISCHE GRIPPE

Die so genannte Spanische Grippe von 1918 wird immer als Panikbeispiel dafür gebracht, wie gefährlich der „Schweinegrippe“ Virus heute für uns (durch Mutation) sein könnte. Also dann: Rein in die Zeitmaschine und zurück zu Beginn des 20. Jahrhunderts, also zur Zeit des ersten Weltkrieges ab 1918. Meine Recherche ergab folgendes: Die Spanische Grippe hat kaum etwas mit Spanien zu tun. Von 1918 bis 1920 starben bis zu 50 Millionen Menschen an der „Spanischen“ Grippe. Diese Seuche trat nicht in Spanien auf, sondern zuerst 1918 in Haskell County im US-Bundesstaat Kansas. Warum dann „Spanische“ Grippe? Das geschah aus politischen Gründen. In den kriegsführenden Staaten wie den USA berichtete man nicht über die anschwellende Grippewelle. Im Mai 1918 war in Madrid bereits jeder dritte Einwohner an der Seuche erkrankt. Die Presse berichtete darüber und so wurde das ganze „spanisch“.

Bericht einer Augenzeugin: „Nur Geimpfte erkrankten“.
Hören bzw. lesen wir doch jemanden, der dabei war. Ich zitiere aus „*Vaccination Condemned*“ *(Impfung verflucht)* von Eleanora McBean:

„Alle Ärzte und Menschen, die zu der Zeit der Spanischen Grippe 1918 lebten, sagten, dass es die schrecklichste Krankheit war, die die Welt je gesehen hat. Starke Männer, die an einem Tag noch gesund und rüstig erschienen, waren am nächsten Tag tot. Auffällig ist, dass die Spanische Grippe die Eigenschaften genau jener Krankheiten hatte, gegen die diese Leute direkt nach dem 1. Weltkrieg geimpft worden waren (Pest, Typhus, Lungenentzündung, Pocken). Praktisch die gesamte Bevölkerung war mit giftigen Impfstoffen verseucht worden. Durch die Verabreichung giftiger Medikamente wurde die Pandemie geradezu „am Leben erhalten.“

AUSSCHLIESSLICH GEIMPFTE erkrankten an dieser „Grippe“ bzw. Seuche. Doch Eleanora McBean lehnte die Impfung ab (und viele mit ihr). Sie alle entgingen der Seuche.

Ich zitiere McBean:
„Meine Familie hatte alle Schutzimpfungen abgelehnt, also blieben wir die ganze Zeit wohlauf. Wir wussten aus den Gesundheitslehren von Graham, Trail, Tilden und anderen, dass man den Körper nicht mit Giften kontaminieren kann, ohne Krankheit zu verursachen. Auf dem Höhepunkt der Epidemie wurden alle Geschäfte, Schulen, Firmen und sogar das Krankenhaus geschlossen - auch Ärzte und Pflegekräfte waren geimpft worden und lagen mit Grippe darnieder. Es war wie eine Geisterstadt. Wir schienen die einzige Familie ohne Grippe zu sein - wir waren nicht geimpft! So gingen meine Eltern von Haus zu Haus, um sich um die Kranken zu kümmern. (...) Aber sie bekamen keine Grippe und sie brachten auch keine Mikroben nach Hause, die uns Kinder überfielen. Niemand aus unserer Familie hatte die Grippe. Es wurde behauptet, die Epidemie habe 1918 weltweit 20 Millionen Menschen getötet. Aber in Wirklichkeit wurden sie von den Ärzten durch ihre groben Behandlungen und Medikamente umgebracht. Diese Anklage ist hart, aber zutreffend - und sie wird durch den Erfolg der naturheilkundlichen Ärzte bezeugt. Während den Schulmedizinern ein Drittel ihrer Grippefälle verstarb, erzielten die naturheilkundlichen Krankenhäuser Heilungsraten von fast 100 Prozent.“

Fazit: Die Spanische Grippe wurde durch Massenimpfungen verursacht. Ich wiederhole: DIE SPANISCHE GRIPPE WURDE DURCH MASSENIMPFUNGEN VERURSACHT! Nicht ein mutiertes Influenza-Virus hat also die Spanische Grippe verursacht, sondern diese Pandemie war in Wirklichkeit die Folge von Massenimpfungen.

Weitere Beweise für diese Behauptung:

Ein Dr. Rosenow*, Sanitätsinspekteur der US-Armee, berichtet über 31.106 hospitalisierte Fälle von „Lungentuberkulose“ mit 1114 Toten während der US-Beteiligung am ersten Weltkrieg. Die Armeeärzte damals waren nicht in der Lage, zwischen „Lungentuberkulose“, Impffolgen und Spanischer Grippe zu unterscheiden. Die höchste Todesrate gab es unter den GEIMPFTEN Soldaten.
Ich zitiere ***Anne Riley Hale**** aus dem Jahr 1935: „Wie jedermann weiß, hat die Welt noch niemals solch eine Orgie von Impfungen aller Art gesehen, wie die unter den Soldaten des (ersten) Weltkriegs. Gerade unter den „gepiekten Männern der Nation“ trat die höchste Todesrate bei Tuberkulose auf. Es gab mehr Tote durch Impfung als durch feindliche Gewehre.“ Mehr Tote durch Impfung als durch feindliche Gewehre!
US Kriegsminister Henry L. Stimson* bestätigt die tödlichen Folgen von Impfungen gegen Gelbfieber in 63 Fällen (zwischen 14 und 25 Impfungen per Rekrut). Alle beimpften Krankheiten nahmen nach Beginn der Impfpflicht im Jahr 1917 in alarmierendem Ausmaß zu.

---

* Quelle: „*Vaccination Condemned*“ *(Impfung verflucht)* von Eleanora McBean

Außerdem: In den Ländern, wo Typhus-Impfung Pflicht war, entstand Typhus. Ich wiederhole: IMPFUNGEN halten die Krankheit am Leben, die sie vorgeben zu bekämpfen.
Laut ***General Goodwin**** habe die britische Armee 7423 Fälle von Typhus verzeichnet. In der französischen Armee habe es 113.165 Fälle bis Oktober 1916 gegeben. In beiden Ländern sei die Typhus-Impfung Pflicht gewesen.

Man erkläre mir diese Ungereimtheiten:

Warum erwähnten viele Ärzte in Ihren Publikationen die „Spanische Grippe" nur am Rande? Ich sage, weil die Seuche in Wahrheit durch die von ihnen durchgeführten Impfungen verursacht wurde.
Der Grund dafür, weshalb die Spanische Grippe NICHT an einem Ort begann, sondern an VIELEN Orten und Kontinenten und sich dann verbreitete, ist einfach der, dass an diesen Orten „gegen" die Seuche GEIMPFT wurde und man sie somit verbreitete. Die Symptome der Spanischen Grippe sind als mögliche Wirkung von Impfungen bekannt.
Die „Spanische Grippe" ist NICHT ansteckend. Es gab mehrere Ansteckungsversuche mit gesunden Freiwilligen, doch ohne Folgen. Sie wurden nicht krank. Erst durch IMPFUNG wurden die Versuchspersonen auch krank…
Ich sage: Die Spanische Grippe wurde NICHT durch irgendein mutiertes Virus verursacht, sondern begann im Februar 1918 sowohl in Spanien als auch in New York, im April in Frankreich, im Mai in Madrid, im Juni in Deutschland, gleichzeitig in China, Japan, England und Norwegen.
Dann gab es eine zweite, erheblich schwerere Epidemie Welle. Die begann fast gleichzeitig in Boston, in Indien, in der Karibik, in Zentral- und Mittelamerika, dann einen Monat später in Brasilien und zuletzt in Alaska.
Die Spanische Grippe war also in Wirklichkeit ein globales Impf-Desaster. Und, zum tausendsten Male: Impfung hält Krankheit am Leben, anstatt sie zu bekämpfen.
Wenn Sie mehr wissen wollen, dann lesen Sie meinen Virologie-Thriller *DER MANN DER AIDS ERSCHUF* (ISBN 978-3-937699-39-4) und sie sehen, wie viele Ärzte gegen Impfung warnen…

Liebe und Licht, Christian Anders

P.S. Übrigens habe ich immer gesagt: Das Schweinegrippevirus ebenso wie das HI-Virus entstammen dem Labor. Gelächter landesweit. Nun wird diese Tatsache von mehr und mehr Virologen bestätigt, unter anderem von dem Virologen Adrian Gibbs.

---

* Quelle: „*Vaccination Condemned*" *(Impfung verflucht)* von Eleanora McBean

Wer ist Adrian Gibbs? Er war einer der ersten Forscher, die den genetischen Aufbau des Schweinegrippe-Virus analysierten. Dieser australischeVirologe sagt ganz klar: „Das Schweinegrippe-Virus ist von Menschenhand gemacht und stammt aus dem Labor!" Wenn sie mehr über diesen Wissenschaftler erfahren wollen, folgen Sie dieser Quelle:
http://www.bild.de/news/2009/viren/aus-dem-labor-meint-forscher-adrian-gibbs-8360886.bild.html)
Und dem lieben Leser sage ich: WEHRET DEN ANFÄNGEN!!! Erst machen sie euch krank und dann noch kränker durch Impfungen. Viele sind auch der Meinung, dass Impfungen einfach eine Illuminaten-Maßnahme der Bevölkerungskontrolle sind...
Übrigens:

Der Schweinegrippemassenimpfschwindel kostet insgesamt 2 Milliarden Euro.
Ratet mal, wer das zahlt?

So hat alles begonnen, mit dieser Kolumne auf meiner website www.christiananders.com. Die extreme Reaktion und die vielen Fragen aus allen Kreisen der Bevölkerung veranlassten mich dazu, dieses Buch zu schreiben. Möge es die Impfwut in der Welt bekämpfen und auch die Augen der Verantwortlichen öffnen…

Ich, Christian Anders, behaupte:

Impfungen sind eine Panikmache und Geldschneiderei, verursacht von gewissenlosen, gierigen Bossen der Pharmakonzerne. Impfungen sind VÖLLIG NUTZLOS, aber nicht WIRKUNGSLOS, denn sie bewirken jede Menge von Krankheiten, die oft erst in sehr spätem Stadium bzw. Alter auftreten. Darum betrachte ich z. B. Impfungen von Kindern auch als SCHWERE KINDESMISSHANDLUNG, die man gesetzlich verbieten und bestrafen sollte. IMPFUNGEN sind auch Missbrauch von Kindern. AUCH DA sollten die Herren Anwälte mal tätig werden und die Pharma-Konzerne anzeigen. Nicht nur wäre es ein weiteres MILLARDENGESCHÄFT für Anwälte UND Geschädigte, sie würden auch noch der Menschheit einen großen Dienst erweisen.

Was ist eigentlich Impfung?

Wikipedia will uns folgendes erklären:
„Die Impfung ist eine vorbeugende Maßnahme gegen verschiedene Infektionskrankheiten und wird deshalb auch Schutzimpfung genannt."
Mal sehen, ob das stimmt. Also dann:

Weltberühmte Ärzte bestätigen jetzt endlich, was ich bereits seit Jahrzehnten sage:

- Impfungen verursachen schwere Nebenwirkungen.
- Die vorhandenen Impfstudien werden nur von Impfstoffherstellern gemacht, die uns ihr Produkt dann aufzwingen.
- Es werden von Impfstudien immer nur Impfstoffe mit anderen Impfstoffen verglichen, nicht aber Impfstoffe mit Placebos.
- Es gibt fast keine unabhängigen Studien und wenn, dann kommen sie zu anderen Ergebnissen.
- Sind pharmafinanzierte Impfstudien negativ, werden sie nicht veröffentlicht.
- Zulassungsstudien sind nicht einsehbar, sondern Betriebsgeheimnis der Hersteller.
- Statistiken bewerten den Anstieg von Antikörpern als Wirksamkeitsbeweis von Impfungen. Das ist völlig falsch.
- Antikörperbildung ist aber nicht gleichzusetzen mit Infektionsschutz.
- Die Antikörper sind gegen den IMPFSTOFF gerichtet und bewirken beim wirklichen Virus GAR NICHTS, obwohl der Impfstoff meist auch das Virus enthält, aber eben in ganz anderer, abgeschwächter, inaktivierter Form.
- Kinderkrankheiten ebenso wie alle grippalen Infekte, „Schweinegrippe" inbegriffen, gehen meist ohne Behandlung von selbst wieder weg. Impfung ist völlig unsinnig, schädlich und reine Geldschneiderei. Alles, was man im Falle von Infektion tun muss, ist: Isolation des Kranken und extreme Hygiene.
- Ungeimpfte Kinder sind ebenso gesund oder nicht wie Geimpfte.
- Impfen ist reine Geldschneiderei, ein totaler Schwindel und ein brutales, hinterhältiges, gemeines Geschäft mit der Angst vor Krankheit
- Impfung unterdrückt die akute Krankheit, die später dann verstärkt wieder ausbricht.
- Außerdem VERURSACHT Impfung oft die Krankheit, die sie vorgibt zu heilen.
- Kinderkrankheiten in der Kindheit sind wichtig, weil sie vor schweren Erkrankungen im Erwachsenenalter schützen.

Was aber fast noch erstaunlicher ist:
Es gibt KEINERLEI STUDIEN, die den Nutzen von Impfungen ernsthaft belegen. Es gibt aber sehr wohl Studien zur Wirkungslosigkeit von Impfungen, und die hat der britische Immunologe Tom Jefferson ausgewertet. Er schlussfolgerte:

„Grippe-Impfung wirkungslos"

„Ein britischer Immunologe stellt die gängige Praxis infrage. Er meint, die Spritzen nützen nichts oder wenig. Studien stützen seine These.

Macht es Sinn, sich gegen Grippe zu impfen? Nein - sagt der britische Immunologe Tom Jefferson. Eine Influenza-Impfung habe keine oder fast keine Wirkung, weltweit sei jedenfalls keine belastbare Studie zu finden, die das Gegenteil belege. Jefferson leitet bei der internationalen Cochrane-Vereinigung in Rom den Fachbereich „Impfungen". In der letzten Ausgabe des Fachmagazins British Medical Journal hat er seine Zweifel an den herbstlichen Impfkampagnen der Vereinten Nationen zusammengefasst." Ende des Zitats. Quelle:
http://www.welt.de/print-welt/article93018/Neue_Belege_Grippe_Impfung_wirkungslos.html

Und wenn es nur die Wirkungslosigkeit wäre, das ginge ja noch. Doch ES GIBT genügend Beweise für folgende Tatsache:

Impfungen machen KRANK, vor allem die Kinder

Es ist erwiesen, dass geimpfte Kinder und Jugendliche ein Mehrfaches an Allergien haben, unter Entwicklungsstörungen leiden und öfter chronisch erkranken. Diese Tatsachen sind jetzt auch durch eine wenig bekannte Studie des Robert Koch Instituts bestätigt. Was sie allerdings nicht taten, war, die Impfdaten in Bezug zu weiteren Messgrößen zur Gesundheit der Kinder und Jugendlichen zu setzen. Dies wiederum wurde auf der website „Gesundheitliche Aufklärung" getan. Die Auswertung beweist den Zusammenhang von Allergien und Impfungen. Zitat: „Geimpfte Kinder haben doppelt so häufig Neurodermitis, fast doppelt so oft Heuschnupfen und 6 Mal so oft eine Nickelallergie wie ungeimpfte Kinder".

Quelle: http://www.gesundheitlicheaufklaerung.de/impfen-macht-krank

Dabei wäre es doch so einfach. Man lässt z.B. eine Studie durchführen, in der die Krankheitshäufigkeit von geimpften mit nicht geimpften Kindern verglichen wird – kontrolliert durch Impfkritiker und Impfbefürworter gleichermaßen. Also: Warum geht man nicht her, erfasst einerseits (willkürlich) 500 Kinder, die z.B. gegen Masern geimpft wurden sowie andererseits 500 Kinder, die nicht geimpft wurden und beobachtet dann beide Kontrollgruppen über einen ausreichend langen Zeitraum, während man peinlich genau notiert, in welcher Gruppe es häufiger zu Masern kommt, wo sie stärker auftreten, wo es mehr Komplikationen gibt und wo weniger – während beide Gruppen sowohl von Schulmedizinern, Amtsärzten, unabhängigen Heilpraktikern, Impfkritikern und freien Journalisten beobachtet werden? Warum man das nicht tut? Weil dann sofort der Impfschwindel aufgedeckt würde und die UNWIRKSAMKEIT, ja SCHÄDLICHKEIT von Impfungen bewiesen wäre.

Wie argumentieren nun die sich windenden, impfwütigen Impfexperten und Schulmediziner? Sie sagen, es sei ethisch nicht vertretbar, Kindern z.B. Masernimpfungen vorzuenthalten. Diese Argumentation ist aber nicht stichhaltig, weil ja eben dieser Nutzen der Masernimpfung und anderer Impfungen überhaupt nicht wissenschaftlich erwiesen ist! Hinzu kommt, dass viele Eltern ihre Kinder sowieso nicht impfen lassen würden.

Ein (Masern) Fall von Tausenden

Gesundheitsminister Sinner gab als Grund der Masernepidemie in Coburg den mit 79% unzureichenden Impfstatus in diesem Landkreis an, während in den umliegenden Landkreisen der Impfstatus bei 90% liege.

Dazu sage ich:

Im Jahr 2001 gab der Landkreis Neu-Ulm den Impfstatus in den 6. Klassen (1755 Schüler) mit 66,3%, in den 9. Klassen (1432 Schüler) mit 65,2% bekannt. Im Landkreis Höxter liegt der Impfstatus der Einschüler im Jahre 2000 (1999 Schüler) je nach Ort zwischen 71,0% und 82,4%. Also sind die Kinder in diesen Landkreisen noch weniger geimpft als die Kinder im Landkreis Coburg. Also kann es doch auch kaum möglich sein, dass der „unzureichende Impfstatus" des Landkreises Coburg für das verstärkte Auftreten der Masernerkrankung verantwortlich ist.
Entsprechende Anfragen an den Minister wurden nicht beantwortet.

Gott sei dank bin ich nicht allein mit meiner Kritik gegen Impfungen. Man liest auf der Internetseite „Mehr Wissen und mehr lesen":
„Mit all unseren Milliarden Steuergeldern wurde noch nicht eine einzige sinnvolle Untersuchung durchgeführt! In anderen Worten: Es existiert in Deutschland – und wahrscheinlich weltweit – nicht eine einzige seriöse Studie, welche Wirksamkeit, Nutzen und Unschädlichkeit von Impfungen objektiv bestätigt!"

Fakt ist: Mehr und mehr Ärzte riskieren ihre Zulassung, weil sie Kinder UND Erwachsene nicht mehr impfen wollen. Armer Dr. Loibner. Er ist nur EINER von vielen Ärzten, die STRIKT gegen das Impfen sind. Was das impfwütige Establishment „mit so einem" macht, lesen wir auf der website
http://www.zentrum-der-gesundheit.de/impfung-geldgeschaeft.html. Ich zitiere:

„Erstes Urteil gegen impfkritischen Arzt.
Berufsverbot gefordert. Urteil noch nicht rechtskräftig. Arzt geht in Berufung.

Dr. J. Loibner, niedergelassener Arzt für Allgemeinmedizin aus der Steiermark, wurde am 29.11.2005 auf Antrag des Disziplinaranwaltes von der Disziplinarkommission der Ärztekammer der Steiermark zu einer erschreckend hohen Strafe verurteilt. „Wegen seines Bemühens, Impfungen zu verhindern, bringe er die Gesundheit der Bevölkerung in Gefahr, er schädige dadurch das Ansehen des Ärztestandes und verletzte damit seine ärztliche Sorgfaltspflicht, argumentierte der Disziplinaranwalt. Um dieser Gefahr entgegen zu wirken, müsse eine exemplarische Strafe verhängt werden". Die Kommission schenkte dieser nicht zu beweisenden Behauptung Glauben und verhängte über J. Loibner ein Jahr Berufsverbot, bedingt auf 3 Jahre. In diesen 3 Jahren darf der disziplinarverurteilte Arzt keine kritische Äußerung bezüglich Schutzwirkung und Schäden durch Impfungen in der Öffentlichkeit äußern, sonst droht ihm ein weiterer Disziplinarprozess und endgültiges Berufsverbot." Ende des Zitats

Frage: Wenn Grippeimpfungen so wirkungsvoll sein sollen, wie kommt es dann, dass jedes Jahr (laut Robert Koch Institut) allein in Deutschland über 10 Millionen Menschen an der Grippe erkranken und über 10.000 Menschen daran sterben? Dieses Buch wird diese Frage erschöpfend beantworten. Aber wie konnte es überhaupt zu dem Impfwahnsinn kommen?

Was ist damals geschehen?
oder
Eine medizinische Katastrophe, genannt Louis Pasteur (Vater der Impfung),
oder:
Wie Ideen Millionen Menschen töten können

Ich meine zunächst einmal die Salk-Impfungen gegen Poliomyelitis (Entzündung der grauen Substanz des Rückenmarks). Am Anfang des Jahres 1954 entdeckte man, dass einige der Impfstoffgefäße lebende (und nicht inaktivierte) Viren enthielten! Walter Winchell, damals ein beliebter Rundfunksprecher, sendete die schlechte Nachricht landesweit. „Der neue (Polio)-Impfstoff ist vielleicht ein Killer statt eines Heilmittels." Die Hersteller des Impfstoffs, Parke Davis & Co. reagierten sofort, indem sie der Öffentlichkeit versicherten, dass der Impfstoff sicher sei.
Dr. Salk, der den Impfstoff entwickelt hatte, reagierte ein wenig schroffer auf den Rundfunksprecher:
„Es ist schön, den Rat eines Möchtegern-Wissenschaftlers wie Mr. Winchell zu haben und wir nehmen seine Kritik mit Aufmerksamkeit zur Kenntnis, aber es handelt sich hier um eine Verfälschung dessen, was wir machen. Der Impfstoff ist auf Wirksamkeit und Sicherheitsspielraum getestet. Bevor er angewendet wurde, musste der Impfstoff drei Verfahren zur Inaktivierung durchlaufen."
Allein das ist bereits eine freche Lüge, denn ein Impfstoff ist NIEMALS völlig inaktiviert bzw. abgetötet. Dann würde er gar keine, wie Impfbefürworter meinen, hinreichende Antikörper-Reaktion hervorrufen. Doch weiter mit Herrn Salk, der damit den Weg geebnet hatte für Virologie, Mikrobiologie, Onkologie, Epidemiologie, kurz

gesagt, für alles, was - bei falscher und unverantwortlicher Anwendung - für das Auftreten vieler Krankheiten auf diesem Planeten verantwortlich war, ist und sein wird.
Salk hatte also natürlich NICHT Recht, denn der Impfstoff hatte schon getötet, tötete weiterhin viele Kinder, lähmte andere, und nur wenige Tage später musste Salk zugeben, dass etwas von dem Impfstoff tatsächlich mit lebenden Viren verseucht war. Aber „sie" lügen erst einmal, dass sich die Balken biegen, und so schrieben die 'Huren und Zuhälter' der Medien (so Frank Sinatra), die in diesem Falle für die New York Times arbeiteten:
„Dr. Leona Baumgartner, Beauftragte für Gesundheit, beteuerte ihr Vertrauen in die Sicherheit des Impfstoffs, die in einer Sendung von Walter Winchell in Frage gestellt worden war. Drei Testreihen, so sagte sie, stellten sicher, dass nur sicherer Impfstoff verabreicht werden wird."
Ist das nicht schön? Kinder sterben wie die Fliegen und sind gelähmt, aber alles ist okay, der „Impfstoff ist sicher". Gott sei Dank gab es jedoch zu diesem Zeitpunkt noch einige ehrliche Männer und Frauen, sogar in den höchsten Positionen und sogar im Dienste der New York Times, und so schrieben sie am 7. Juni 1954: „Das Gesundheitsministerium hat bestätigt, dass lebende Viren gefunden worden sind, in einem Falle im Impfstoff. Niemand weiß genau, wie die Viren in die Gefäße (mit Impfstoff) gekommen sein könnten. Aber da alle vier aus dem gleichen Behälter kamen, liegt die Vermutung nahe, dass ein Unfall auftrat, nachdem der Impfstoff produziert worden war, aber bevor - oder während - er abgefüllt wurde."
Naive Köpfe könnten einwenden: „Also gut, ein Behälter lebender Polio-Viren, was macht das schon."
Aber jeder gute Virologe weiß, dass schon ein Eimer mit verseuchtem Impfstoff ausreicht, ganze Sonnensysteme zu infizieren. Anstatt aus der Katastrophe zu lernen, wiederholten sie den Impfwahnsinn, zum Beispiel in den 1960-ern, als der Polio-Impfstoff Millionen von Kindern und jungen Erwachsenen verabreicht wurde. Diesmal war der Impfstoff nicht mit einem lebenden Polio-Virus verseucht, sondern mit einem lebenden Affenvirus, was heute, 30 Jahre später, laut Meinung vieler Ärzte bei vielen, die die Impfstoff-Infektionen erhalten hatten, bereits Krebs (meist Hirnkrebs) verursacht und noch weiterhin verursachen wird.
Oops, das war ein Fehler. Ich wollte „Injektionen" schreiben. Aber auf den zweiten Blick ist Impfstoff-INFEKTION tatsächlich die richtige Formulierung. Nebenwirkungen, die aus allen Arten von Impfungen resultieren, sind laut Meinung vieler Fachleute die Hauptursache von Alzheimer- und EBV (Herpes)-Erkrankungen bzw. sie können deren Ausbruch fördern.
Spüren sie keine Reue, Dr. Salk, in ihrem luxuriösen Büro mit Blick auf den pazifischen Ozean, das vom impfverseuchten Steuersklaven bezahlt wurde? Nö, spürte er nicht.
Albert Sabin, können sie gut schlafen? Sie und Dr. Jonas Salk sind für all das verantwortlich. Bleiben wir für einen Moment bei den beiden Herren und der Leser wird

verstehen, warum die wahren Kriminellen oft nicht im Gefängnis sind, sondern in Freiheit. Sie tragen wissenschaftliche Gewänder oder Anzug und Krawatte, es geht ihnen sehr gut und sie töten Millionen von Menschen im Namen der experimentellen Wissenschaft und zum Nutzen der geldgierigen Pharmakonzerne.
Sprechen wir einen Moment über die Immunisierung gegen Grippe, und dann werden wir wieder auf Salk und Sabin zurückkommen. Ich erinnere mich an Berichte von 1918/19, als die angebliche Grippe-Epidemie weltweit 20.000.000 Menschen tötete. Diese Grippe SCHIEN zu uns zurückzukommen. Davon später mehr…

Nun hatten Dr. Jonas Salk und Albert Sabin, die Kindermörder aus den 1960-ern, die Idee des Jahrhunderts: Lasst uns alle gegen die auf uns zukommende Grippe immunisieren. Sie unternahmen große Anstrengungen, um allen zu versichern, dass der Impfstoff (dieses Mal) sicher sei. Aber alle waren skeptisch. So waren Salk und Sabin schließlich darin erfolgreich, den damaligen Dummbeutel der Nation, Präsidenten Gerald Ford, davon zu überzeugen, die Massenimmunisierung zu genehmigen, die einfach nur auf der Angst basierte, denn immer noch entwickelte sich nirgends im Land eine Grippeepidemie. Man könnte das den „Parallelschwindel zur heutigen Schweinegrippe" nennen. Präsident Gerald Ford gibt, eskortiert von Sabin und Salk, die Massenimmunisierung bekannt.
Nur der berühmte Journalist Walter Cronkite zeigte Rückgrat, indem er berichtete: „Einige Ärzte und Offizielle des öffentlichen Gesundheitswesens ... glauben, dass solch ein Massenprogramm verfrüht und unklug sei."
Da der Grippeimpfstoff (so wie heute der „Schweinegrippe"-Schwindel-Impfstoff) zwecks Virusvermehrung aus dem Dotter von Eiern hergestellt wurde, reagierten viele Menschen mit heftigen Allergien auf die Impfungen. Immer noch war keine Grippe in Sicht, nicht in Amerika und nicht im Rest der Welt, aber Millionen Dosen des Impfstoffes mussten injiziert werden, ein großes Geschäft für die Parke-Davis Pharmazeutische Gesellschaft, die Hersteller des Impfstoffs.
<u>Die CDC (Zentren für Krankheitskontrolle) selbst mussten 1968/69 zugeben, dass der Impfstoff wenig Wirkung habe.</u>
Aber wer liest schon diese Berichte, nicht wahr? „Sie" machten das große Geschäft mit unserer Angst. „Die Grippe kommt, also lass' mich ein paar Eier in dich pumpen." Und du sagst ja, nicht wahr? So begannen sie, jedem, der verrückt genug war, es zu erlauben, ihren wertlosen Eier-Impfstoff zu injizieren. So misshandeln sie auch heute den ahnungslosen Bürger mit dem in Eiern gezüchteten „Schweinegrippe"- Impfstoff. Nicht nur, dass es damals wie heute wertlos war bzw. ist, sie wussten nicht einmal genau, wie sie ihn richtig anwenden mussten, DAS ist es, was mich am meisten aufregt. Kinder sind anfälliger für Nebenwirkungen und verbreiten die Krankheit normalerweise schneller als Erwachsene. Die Praktiker, die die Injektionen verabreichten, vergaßen das einfach. Solange sie ihre Eier loswerden und kassieren konnten, wen kümmert da schon ein schlampiger Impfversuch?

Der nächste Akt der Inkompetenz wartete bereits um die Ecke. An einem Punkt des Versuchs hatten sie den falschen Impfstoff verwendet. Als sie den Fehler entdeckten, mussten sie Millionen Dosen des unpassenden Impfstoffs ausrangieren, was das Programm um mehr als sechs Wochen zurückwarf. Man könnte fragen: Wen interessiert schon, was während der 1950-er Polioimpfungen geschah? Die Antwort ist: Zumindest jene sollte es interessieren, die heute Hirnkrebs und Alzheimer haben, weil heute, laut Aussage vieler Fachleute, viele derjenigen, die die Polioimpfung erhalten hatten, Hirnkrebs und Alzheimer **haben.**

Was viele vielleicht gar nicht wissen: Die Schweinegrippe-Panik ist nichts Neues. Schauen Sie doch einmal zur Erinnerung ein interessantes Video über den „Schweinegrippe-Schwindel 1976" inklusive Dumpbacke Ford und seiner Aufforderung, sich gegen Schweinegrippe impfen zu lassen…(Reportage „60 MINUTES" von CBS über die **Schweinegrippe-Impfung 1976 u. deren Folgeschäden** in den USA; s. Back-Cover).

http://www.youtube.com/watch?v=IIKLRis1DRA

Was ist nun die Schweinegrippe wirklich?

Das wissen Sie nicht? Ist doch ganz einfach. Albert Osterhaus, Leiter des Instituts für Virologie an der Universität Rotterdam, erklärt es uns im Südwestrundfunk („Report Mainz" vom 04.05.2009):

„Das Virus kommt ursprünglich aus Vögeln, ist übertragen worden auf Schweine. In diesem Fall hier hat es sich erst in Menschen noch vermehrt und dann ist es auf Schweine übergegangen. Da hat es vier Schweineviren gegeben, die haben sich gemischt. Und das Mischvirus, das gemischte Virus, das ist auf Menschen übertragen worden. Und das ist jetzt ein Menschenvirus geworden." Alles klar?

Zurück zu Sabin und Salk und der Grippe. Immer noch keine Grippe in Sicht, aber große Verlegenheit, alle begannen überall, sich von der Impfung zurückzuhalten. Aber die Rettung kam sozusagen in der letzten Minute, und ihr Name war Legionärskrankheit. Nun drängte Ford jeden, sich gegen Grippe impfen zu lassen. Gefragt, was die Grippe denn mit der Legionärskrankheit zu tun habe, antwortete Ford: „Aber sie (die Legionärskrankheit) könnte von ihr verursacht worden sein!" Wie kann es so ein Mensch so weit bringen und sogar Präsident werden? Und der Kongress verabschiedete mit überwältigender Mehrheit das Grippe-Immunisierungs-Programm. Und wieder pumpten sie Eier in jedermann, grade so wie sie es heute (2009) mit dem Schwindelimpfstoff gegen ‚Schweinegrippe' tun. In ihrem Eifer vergaßen sie jedoch eine Schlüsselkomponente, die wesentlich zur „Wirksamkeit" des Impfstoffs beiträgt, nämlich ein Oberflächenprotein. Ohne dieses Protein war der Impfstoff auch für Impfbefürworter absolut wertlos. Sie hätten genauso gut ein Ei über jedermanns Kopf aufschlagen können, es hätte die gleiche Wirkung gehabt. Um Inkompetenz noch mit gesundheit-

lichem Schaden zu vereinen, erklärten die CDC die Sicherheit des Impfstoffs für schwangere Frauen, obwohl er niemals an solchen getestet worden war.
Nachdem Menschen in Pittsburgh, Pennsylvania (Merck-AIDS Laboratorium), Spritzen gegen Grippe erhalten hatten, taten drei ältere Leute etwas, was man schon fast hätte Sabotage nennen können: Sie fielen tot um. So verzögerten sie das Programm vorübergehend, und die New York Times bat den Präsidenten, „das Stoppen des Impfprogramms anzuordnen." Das veranlasste Gerald Ford (und seine Familie), sich im nationalen Fernsehen Grippespritzen verabreichen zu lassen, von denen er sich möglicherweise nie erholt hat, wenn man bedenkt, dass der Impfstoff gegen Grippe auch das Gehirn beeinträchtigen kann. Jetzt ist er tot. Friede seiner Seele. Obwohl, wie wird die Seele von jemandem, der hilft, Millionen Menschen zu vergiften und zu töten, je Frieden finden? Na, ja, der liebe Gott wird's schon richten. Das war die gute Nachricht, aber dann kam die schlechte: Der Impfstoff gegen Grippe verursachte eine Epidemie der Lähmung. (Ich bin, nebenbei gesagt, davon überzeugt, dass Ford und seine Familie nur ein nutzloses Placebo erhalten haben und nicht den Impfstoff gegen Grippe).

Nachdem Tausende von Menschen gelähmt waren, stoppten die CDC das Immunisierungsprogramm. SIE STOPPTEN ES!!! Was ist mit den Langzeitwirkungen? Wer ist für all das verantwortlich? Gibt es keine Untersuchungen? Viele Fachleute sagen voraus: Der Grippeimpfstoff wird in den 1980-ern und 90-ern und bis tief in das 21. Jahrhundert hinein mehr und mehr für das Auftreten von Hirnkrebs sorgen. Sind Impfungen von Fort Detrik darauf ausgerichtet, uns mittels krankheitsverursachendem „Immunisierungsprogramm" zu versklaven? Machen viele Ärzte von heute und die der Zukunft tatsächlich krank? Sind die Retrovirologen „der Fünfte Reiter der Apokalypse"? Hütet euch davor, eure Kinder gegen Ziegenpeter, Masern oder, wie heute mit der Schweinegrippe-Lüge, gegen irgendeine andere Krankheit impfen zu lassen. „Sie" infizieren sie möglicherweise genau mit dieser Krankheit, mit Ziegenpeter oder mit Masern oder mit „Schweinegrippe". Oder sie bekommen sie Jahre nachdem sie die Impfung erhalten haben. Jede Impfung ist nicht nur Unsinn, sondern auch Mord. Das wird in diesem Buch noch zur Genüge bewiesen werden.

Zurück zur Frage. Was ist eigentlich „Schweinegrippe"? Das ist eine Grippe unter Schweinen. Doch wie entsteht sie? Ich wiederhole es immer und immer wieder: Die Entstehung von Schweinegrippe hängt eng mit der Bestandsgröße und -dichte in der industriellen Tierhaltung zusammen. Je mehr Tiere und je unnatürlicher diese gehalten werden, umso schlechter deren Gesundheitszustand und umso größer die Gefahr einer Pest. Also: Man ändert die sanitär-hygienischen Bedingungen in den Schweineställen und bei Transporten etc., und die „Schweinegrippe" verschwindet von selbst. Eigentlich geschieht es uns ganz Recht, denn „die Tiere schlagen zurück..."

Lügenbaron Bill Clinton („Ich hatte niemals Sex mit Monica Lewinsky") wollte übrigens, dass alle Kinder geimpft werden. Vor über einem Jahrzehnt schrieb ich in meinem Buch *THE MAN W.H.O. CREATED AIDS* (Deutsche Version *DER MANN DER AIDS ERSCHUF*, ISBN 3-89811-440-6): „Bald soll die AIDS-Impfung obligatorisch werden. Wer AIDS bis dahin nicht hat, wird es mit Sicherheit durch die Impfung bekommen, weil das AIDS-Virus (auch) aus dem „inaktivierten" HTLV-III oder HIV (AIDS)-Proteinmolekül gemacht werden wird." Impfen ist wissenschaftlicher Betrug.

Afrika und die Pockenimpfungen

Bei der Analyse vieler Blutproben afrikanischer Männer, Frauen und Kinder, die auf Anordnung und unter Aufsicht der WHO Impfungen erhalten hatten, wozu von Merck produzierter Impfstoff verwendet worden war, zeigte das Blut dieser armen Afrikaner das HI-Virus. Wie konnte dieses Virus in die afrikanische Bevölkerung eindringen? Lesen Sie *DER MANN DER AIDS ERSCHUF*, dann wissen Sie mehr...

Ein weiterer Grund, warum Impfung nicht funktioniert, ist der: Impfung bewirkt Antikörper. Aber Antikörper können dich vor keiner Krankheit schützen. Sogar Dr. Robert Gallo, NIH, gibt in seinem Buch *Virusjagd* zu:

> „... meist schützen Antikörper nicht. In vielen Fällen haben die Antikörper keine schützende Funktion oder die, die wir neutralisierende Antikörper nennen, sind oft nicht da oder zu gering in der Anzahl oder das Virus entkommt ihnen durch Mutationen - was genau das ist, was bei HIV auftritt!"

Siehe da, sogar einer von „ihnen" sagt uns, dass Impfung zu nichts gut ist. Aber auf Seite 316 schlägt er zurück, indem er schreibt:

> „.... ein Impfstoff ist möglich... für HIV bei Menschen."

Worte haben Macht, nämlich die Macht, dich auf den Arm zu nehmen, mit deinem Verstand zu spielen und dir dein Geld zu entlocken. Die wahren Kriminellen sind nicht immer im Gefängnis. Sie laufen frei herum, machen eine Menge Geld und einige von ihnen werden „Götter in weiß" genannt. Dr. Robert Gallo, Arzt, legt das Problem dar, ohne es zu kennen. In seinem Buch *Virusjagd* schreibt er weiter: „Sabin und Salk brauchten nicht zu wissen, wie das Polio-Virus wirkt, um ihren Impfstoff zu entwickeln." Das genau ist der Grund, Dr. Gallo, warum der Polio-Impfstoff nicht wirkt und niemals wirken wird.

Nun noch einmal zu der **Pockenlüge** oder der Behauptung, dass durch Pockenimpfungen die Pockenkrankheit eliminiert worden wäre. 1979 erklärte die W.H.O. als Ergeb-

nis ihrer „erfolgreichen Impfkampagnen“ die Welt für pockenfrei. Lachen ist gesund, soviel steht fest.
Also, was ist die Wahrheit? Die Pocken sind, wie bereits zu Beginn erwähnt, natürlich ÜBERHAUPT NICHT eliminiert worden, sondern sind, wie ich seit 20 Jahren in meinen Büchern behaupte, **wieder ausgebrochen,** z.B. auch zwischen 2000 und 2003 in den USA, aber auch davor und danach in Westafrika und an anderen Orten, wahrscheinlich übertragen von Ratten und Hunden etc. Außerdem sind noch Millionen von Pockenviren und Impfdosen in Laboratorien rund um den Erdball verteilt und brechen von dort (gewollt oder ungewollt...?) wieder aus. Davon liest man natürlich nichts in der Illuminaten gesteuerten Presse.

Zunächst einmal muss man wissen: Der Pockenimpfstoff bestand aus lebenden Vaccina Viren und wurde durch Infektion von Kälberhaut (Dermovaccine) oder Zellkulturen (Zellkulturimpfstoff) mit dem Vaccina-Stamm Lister-Elstree gewonnen. Die Nebenwirkungen waren katastrophal! Sie verursachten - oft tödliche - postvaccinale Enzephalitis oder hinterließen lebenslange schwere Behinderungen.
Damit man den Impfkritikern den Wind aus den Segeln nehmen konnte, um so den Impfschwindel besser zu verkaufen, änderte man die Herstellung des Pockenimpfstoffes dahingehend, dass man ihn verharmloste. Der Impfstoff beinhaltet, wie bereits erwähnt, heute nicht mehr das Pockenvirus, sondern ein verwandtes und abgeschwächtes Virus, das so genannte Vaccinia Virus. Wird dieser Impfstoff einem Menschen verabreicht, so ist dieser angeblich gegen Pocken geschützt. Man nennt es MVA-Impfstoff. Was ist der so genannte MVA-lmpfstoff? Der MVA-lmpfstoff (Modifiziertes Vaccinia Virus Ankara) besteht aus einem veränderten und abgeschwächten Virusstamm, der von der bayerischen Landesimpfanstalt in den 1970er Jahren entwickelt worden ist. Der Impfstoff hat geringe Virulenz und wurde auch wegen seines „unsichereren Erzielens eines Immunschutzes“ damals nur zur Vorimpfung bei der Erstimpfung zugelassen (Gibt es eigentlich auch eine Impfung gegen den Impfwahnsinn?).

MVA hat eine wesentlich geringere Nebenwirkungsrate als das normale Vaccinia-Impfvirus und ist nicht ansteckend, wie spätere Einsätze zeigten. MVA ist darum auch der einzige Impfstoff, der auch bei Personen mit geschwächtem Immunsystem angewendet werden kann. Fazit: Das Zeug schadet vielleicht nicht mehr soviel, aber es ist immer noch TOTAL UNWIRSKAM. Na und? Wen von den Pharmagöttern stört das schon, solange sie nur schön viel Geld damit verdienen, UNSER Geld, das WIR ihnen zahlen.
Professor Doktor med. R. Laufs, Direktor des Instituts für Medizinische Mikrobiologie und Immunologie der Universität Hamburg, schreibt: **„Es ist nicht erwiesen, dass Vorimpfung gegen Pocken irgendeinen Nutzen hätte.“***

---

*Quelle: http://www.aerztekammer-hamburg.de/funktionen/aebonline/pdfs/1060006069.pdf)

Alle Achtung. Mutiger Mann, so etwas zu behaupten. Und das als Chef des wohl angesehensten medizinischen Instituts in Deutschland… Chapeau.

Noch einer ist mutig, nämlich Dr. med. Loibner. Er schreibt: „Ein wissenschaftlicher Nachweis, dass die Seuchen, wie Pocken, Pest, Cholera etc. durch die Impfungen ausgerottet wurden, konnte nie erbracht werden. Die wissenschaftlichen Erkenntnisse zur Zeit, als die Pockenimpfungen eingeführt wurden, waren nicht ausreichend, um eine Maßnahme wie die Pockenimpfung zu begründen, an welcher doch aber Tausende Menschen Gesundheit und Leben verloren haben."

Und: „Dass durch die Pockenimpfung die Pocken ausgerottet wurden, ist eine oft gehörte Behauptung. Sicher ist, dass sich die sozialen Bedingungen und die für die Gesundheit notwendigen Lebensverhältnisse gebessert haben. Sozialwissenschaftler und viele Ärzte führen den Rückgang der Pocken auf die gebesserten Lebensbedingungen zurück und nicht auf die Impfungen. Die Gesundheit der Menschen ist also nicht die Folge von Impfungen, sondern die Folge der idealen Lebensbedingungen. Gesunde Menschen überstehen Krankheiten und auch Impfungen besser als kranke Menschen."
Ende Zitat. Quelle: http://www.esowatch.com/ge/index.php?title=Johann_Loibner

Man kann es gar nicht oft genug wiederholen. Es ist völlig gegen die Grundregeln der Virologie, Menschen gegen Krankheiten zu immunisieren, indem man Tierviren verwendet oder auch Viren von erkrankten Menschen. Zwischen Mensch und Tier existiert eine Artenbarriere, die nicht überschritten werden sollte. Natürlich gibt es eine zeitweilige Immunreaktion, die sich im Blut zeigt, wenn man dem Menschen ein fremdes Tierprotein injiziert. Aber - man kann es gar nicht oft genug wiederholen - die Antikörper reagieren direkt auf das fremde Tierprotein und nicht auf die menschliche Krankheit selbst. Und eine Krankheit wird folgen, früher oder später, und diese Krankheit ist durch die Impfung selbst verursacht oder die Impfung hat dazu beigetragen.

Der Leser weiß es bereits: Die Reaktion einer gesunden Kuh auf das Kuhpockenvirus produzierte einst den Impfstoff gegen Pocken bei Menschen. Das allein hätte genügen sollen, um davor zurückzuschrecken. Kuhpockenschutz gegen Pocken war ein Unsinn, der schon seit über 150 Jahren praktiziert wurde.
Zum Beispiel: Obwohl um 1900 in Europa ein großer Rückgang an Pockenausbrüchen zu verzeichnen war, gab es während dieser Jahre trotzdem einige Impfungen. Die Impfung gegen Pocken machte es, das ist eine Tatsache, unmöglich für die Pockenkrankheit, auszusterben. Was sind denn Pocken? Das ist einfach eine Pestilenz, die durch entsprechend verheerende sanitäre Zustände zum Ausbruch kommt, KOMMEN MUSS. Was ist zu tun? Die sanitären Bedingungen (Hygiene etc.) müssen posi-

tiv wieder hergestellt werden. Impfung stört da nur bzw. verzögert den Heilungsprozess. Ich zitiere Dr. Creighton, Encyclopedia Brittanica:

„Mit großer Sicherheit stört Impfung die natürliche Tendenz der Pocken (als fremdartige Pestilenz) auszusterben."
Lesen Sie, was Frank Fenner, ein weltbekannter Virologe, über Pocken schreibt und warum sie niemals ausgerottet sein werden, ganz gleich, wie oft die meisten Ärzte dies heute behaupten bzw. als Argument für die Wirksamkeit von Impfungen anführen. Fenner legt dar, dass keine Viruskrankheit ausgerottet werden kann, wenn

1) die infektiöse Substanz in wilden Tieren und Vögeln gedeiht,
2) die Substanz sich in einem infizierten menschlichen Wesen hartnäckig jahrelang hält und so eine vollständige Virusentwicklung durchgemacht hat,
3) die Krankheit vielfältige Typen hat,
4) der notwendige Grad der sozialen Gemeinschaft nicht erreicht werden kann, von der Tatsache dass die meisten Viren, z.B. Pockenviren, noch prächtig in Laboratorien gedeihen, mal ganz zu schweigen...

Alle diese Erfordernisse für die Ausrottung werden von fast jeder Viruskrankheit zunichte gemacht, mit Sicherheit von Pocken und AIDS, was uns zeigt, dass beide kommen und gehen können, aber niemals für immer verschwinden werden.
(Siehe: *Die Ausrottung der Pocken*, medizinisches virologisches Programm, Band 23, Seiten 1-21, Karger, Base 1977. Frank Fenner, Zentrum für Forschung und Umweltstudien, Nationale Universität von Australien, Canberra. Inhalt: Voraussetzungen für Ausrottbarkeit von (unter anderem) Pocken).

6533 Personen hatten zwischen 1871 und 1878 Pocken. 1471 Personen waren nicht geimpft, ein nicht sehr wirksames Verhältnis. Bayern erlebte eine verheerende Pockenepidemie. Von 30.000 infizierten Personen bekamen fast alle die Krankheit. Das zeigt einfach nur folgendes: Wenn du an Pocken erkrankst, sogar, wenn du geimpft bist (was fast die Regel ist), dann ist die Wahrscheinlichkeit, dass du daran stirbst, größer, als wenn du nicht gegen Pocken geimpft worden wärst. Beweis: 1971 starben 4000 geimpfte Menschen und nur 790 nicht Geimpfte. Impfung funktioniert nicht. Schluss. Es ist medizinischer Betrug, wissenschaftlicher Schwindel. Oder, um es mit Dr. Charles Creighton, Encyclopedia Brittanica, zu sagen:
„Impfung ist ein grotesker Aberglaube."

Wollen Sie wissen, wie Sie, der Steuerzahler, trotzdem ständig und kräftig bezahlen für den Pockenimpfschwindel und wie Sie damit die menschenverachtenden, geldgierigen Pharmakonzerne reicher und reicher machen? Dann lesen Sie Spiegel online:

„POCKEN-IMPFSTOFF
Bundesregierung kauft sechs Millionen Dosen

Zur Abwehr von Terroranschlägen mit Pocken-Erregern hat Deutschland einen nationalen Vorrat an Impfstoff angelegt. Die Viren werden zu den potenziellen Biowaffen gezählt.
Für 100 Millionen Mark seien sechs Millionen Dosen Pocken-Impfstoff gekauft worden, sagte Gesundheitsministerin Ulla Schmidt (SPD) am Mittwochabend in Potsdam.“ (...) Und:
„In der Bundesrepublik wurde die Pflichtimpfung 1975 abgeschafft. Der Impfschutz dürfte nach Auskunft des Robert-Koch-Instituts (RKI) heute nur noch gering sein. Der Schutz lasse mit den Jahren nach. Die Regierung plant allerdings zum gegenwärtigen Zeitpunkt nicht, wieder gesetzliche Pflichtimpfungen einzuführen. Anders etwa als die Grippeschutzimpfung hat die Pockenimpfung laut RKI erhebliche Nebenwirkungen, die in seltenen Fällen sogar zum Tode führen können“. Ende des Zitats.
Quelle: http://www.spiegel.de/politik/deutschland/0,1518,166710,00.html

So läuft das, lieber Leser. So bezahlen SIE auch noch für den Schwindel, mit dem man Sie krank macht. Die Pharmakonzerne verdienen Milliarden damit und der Wähler bekommt hin und wieder ein paar Brosamen hingeworfen, vor allem VOR der Wahl, die ja nun (September 2009) wieder ansteht…

Der größte Schaden jedoch wurde nicht von dem Quacksalber Jenner angerichtet, sondern von einem richtigen Arzt namens Louis Pasteur. Die Menschheit bezahlt heute den Preis dafür, die gleiche Menschheit, die jener Pasteur angeblich retten wollte, um sich damit selbst unsterblich zu machen. Vielleicht war der zweite Teil seines Wunsches zu dominant.... Man muss das zweimal lesen, um es wirklich zu verstehen. Hier kommt es: Was immer sie auch lehren in der modernen Medizin des 20. Jahrhunderts basiert hauptsächlich auf den Irrtümern von Louis Pasteur. Er verwendete „virulentus“ oder giftig, gefährlich oder „Virus“ im Sinne von „nicht nachweisbarem Krankheitserreger, kleiner als ein Bakterium“.
Er war nur eine andere Version des Morris Fishbein von der AMA. Louis Pasteurs Irrtum war, mit zwei Worten gesagt, die „Keim-Theorie“. Pasteur dachte, dass Keime in den Körper eindringen und so Krankheit verursachen, während die Wahrheit ist, dass Keime überall sind, im Körper **und** außerhalb. Wenn die Gesundheitsbalance des Körpers zerstört ist, greifen diese Keime an. Mit anderen Worten, es ist hauptsächlich die Umwelt, die - wenn das Immunsystem opportun ist - Krankheiten verursacht, und es ist NICHT der Keim oder die Bakterie oder das Virus. Was ist die ideale Umwelt für das Virus? Eine Zelle. Wenn etwas nicht in Ordnung ist mit der Zelle, dringt das Virus in die Zelle ein und zerstört sie, während es zur gleichen Zeit neue Viren produziert, immer dem Gesetz der Natur gehorchend, welches lautet: Überleben der

Stärksten. NUR das Virus zu töten und sei es gar mit der später von mir zu erklärenden Rife-Maschine, macht keinen Sinn, weil andere Viren nach einer Weile die zerstörten ersetzen würden, es sei denn, der Patient ändert die Umweltbedingungen, was bedeutet, Hygiene, Ernährung, positiver mentaler und emotionaler Zustand usw. Aber Pasteur wusste das nicht, so ermutigte er zur Produktion von Impfstoffen und verschiedenen Chemikalien, die natürlich absolut nutzlos waren und sind. Entschuldigung, ich nehme es zurück. Man kann sie natürlich nutzen um Kasse zu machen, aber sie sind wertlos.

Noch einmal: DIE UMWELT ist alles, die Mikrobe ist NICHTS.

Das ist nicht meine geniale Definition, das wurde bereits im 19. Jahrhundert von Claude Bernard gelehrt. Claude Bernard (1813-1878) war ein französischer Physiologe, der immer und immer wieder erklärte und darstellte, dass Keime und Mikroben die Quelle von Krankheiten sein können, aber sie können nichts ausrichten, wenn die Umwelt nicht die richtigen Bedingungen schafft. Krankheit wird hauptsächlich durch eine Veränderung der grundlegenden Prozesse im Körper verursacht oder: Zufuhr von Lebensmitteln und Ausscheidung von Lebensmitteln halten sich nicht mehr die Waage. Zwischen oben rein, unten raus vergeht oft zu viel Zeit. Wenn das, was in den Mund reingeht, zu lange drin bleibt, bis es endlich wieder zum After hinausgeht, dann tritt früher oder später KRANKHEIT auf den Plan. So einfach ist das. Die Mikrobe ist nichts, es ist die Umwelt, die wichtig ist. Auf seinem Sterbebett musste Pasteur darum auch bekennen: „Bernard hat Recht. Die Mikrobe ist nichts. Die Umwelt ist das einzig Wichtige." Bisschen spät die Erkenntnis, Monsieur.
Also: Beseitige die die Umwelt verseuchende Bedingung, dann wird auch die Seuche verschwinden, ganz egal, wie sie heißt.
Von diesem Standpunkt aus gesehen war es eine kluge Entscheidung, Frank Rauscher zu feuern und 1977 Arthur Upton zum Direktor des Nationalen Krebsinstitutes in den USA zu wählen. Upton ist Umweltspezialist; er betont die Bedeutung der Umweltfaktoren bei Krebs.
Impfung ist darum **nichts**, Hygiene der Problemzone und Isolierung der infizierten Menschen jedoch ALLES. Da können die Impfbetrüger in Afrika impfen bis sie (bzw. die Geimpften...) schwarz bzw. noch schwärzer werden, wenn man den DRECK nicht beiseite räumt und die sanitären Bedingungen nicht verändert, dann werden MEHR statt weniger Menschen an der entsprechenden Seuche sterben.
Das gilt zum Beispiel auch für jede Art von Hepatitis. Hepatitis B und C und auch der Rest davon sind eine sich selbst begrenzende Krankheit. Sie kommt und geht von selbst. Professor Szmuness hätte bei seinem Hepatitis-B-Impfstoffversuch die gleichen Regeln anwenden sollen, die er in Prokowjewsk in Sibirien befolgt hatte, wo er das Auftreten von Läusen und andere Krankheiten kontrollierte. Oft waren dort keine Medikamente erhältlich, so wendete er die zwei goldenen Regeln der Epidemiologie an:

Hygiene und Isolation. Ein weiteres Beispiel ist die Sache mit den Hühnerkadavern, die von der Fabrik in den Fluss geworfen wurden und das darunter liegende Dorf verseuchten. Impfungen halfen da nichts, sondern nur das Verbot und die Entscheidung, die Hühnerkadaver nicht weiter im Fluss zu entsorgen. Nach kurzer Zeit verschwand dann auch die Seuche...

Also: Hygiene muss die Bedingungen in der Umwelt und im Patienten selbst schaffen, die es für die Krankheitsmikrobe unmöglich machen, in einer bösartigen Form im Körper des Patienten fortzubestehen und auf diese Art sollte sie, ihrer pleomorphen Natur Rechnung tragend, wieder gutartig und, sozusagen, ein wiederintegriertes Teilchen einer gesunden Gemeinschaft von Zellen, die den Körper bilden, werden. Isolation derjenigen, die infiziert sind, ist allerdings zunächst unerlässlich, um weitere Infizierung Gesunder zu verhindern.

Dr. William Campbell Douglass, Arzt, schreibt in seinem Buch *AIDS - Das Ende derZivilisation*: „Die Hepatitis-B-Immunisierung, die auch von den bewaffneten Kräften benutzt wird, ist nur als sehr begrenzt nützlich anzusehen, wenn überhaupt von irgendeinem Nutzen gesprochen werden kann."

Bechamp nannte die Viren Mikrozyme. Sie sind überall und unzerstörbar und bilden, wie bereits erwähnt, das Material für ALLES, auch für den menschlichen Körper. Und Bechamp betonte, wie Claude Bernard, dass Krankheit zuerst im Körper entspringt, DANN (aufgemerkt, Herr Dr. Lanka!) erscheinen die Keime, während Pasteur sagte, dass Krankheiten von eindringenden Bakterien verursacht würden (abgeleitet von vorher existierenden Bakterien). Okay, AIDS bzw. HIV ist solch ein Virus, das von außen in den Körper eindringt, als solches aber nicht in der Natur erscheint (weil im Labor gezüchtet) und bestätigt deshalb Pasteur (der alles von Bechamp stahl) nicht. Es ist so, wie Bechamp sagte und wie Pasteur, wenn auch zu spät, bestätigte:

„...pathogene Mikroorganismen sind nicht die Ursache der Krankheit, sondern die sekundäre (SEKUNDÄRE) Manifestation eines Zustandes der Toxizität im Körper." Sogar Helena Blavatsky schrieb bereits im 19. Jahrhundert in ihrer „Geheimlehre", dass es die J i v a (Mikrozyme) sind, die die Kraft haben, ein Gewebe zu vernichten, von dem sie vorher einen Teil bildeten. So entwickeln sie (die Mikrozyme) sich zur Bakterie oder zur berühmten „Krebsmikrobe" von Dr. Alan Cantwell Jr. und Dr. Virginia Livingston-Wheeler. Die dann zerstörerische Bakterie wird sich, nachdem die Arbeit getan ist, zum Mikrozym zurückentwickeln.

Zum Krebs: Es ist die Trennung von Mykologie und Bakteriologie oder die Lehre über Pilze und Bakterien und ihre Beziehung zu Krankheit, die unter anderem schuld ist an dem Desaster, in dem sich die Medizin heute befindet. Ihr wollt Krebs und AIDS heilen? Verändert die mentale, emotionale, hygienisch-sanitäre, physische und soziale Umwelt und entwickelt die Rife Technologie, wie in diesem Buch erwähnt.

Übrigens: Wir alle müssen eines Tages an Krankheit sterben. Es gibt keinen „natürlichen Tod." Der Körper hat seine Lebensspanne und wenn diese vorüber ist, bricht das Immunsystem zusammen, die Thymusdrüse hat die Größe einer Murmel, die Abwehrkräfte sind am Boden, die vorher gutartigen Mikroben werden „bösartig" oder virulent oder VIREN fressen dich und dann sich selbst, bis nichts mehr übrig ist außer Abfall. Der Tod existiert seit dem Beginn des Lebens. Leben ist Tod und Tod ist Leben, was nichts anderes ist als – Pleomorphismus oder Pleomorphologie.

KANN SPEICHEL EIN IMPFSTOFF SEIN?

Menschlicher Speichel enthält Dendrit-Zellen. Diese Zellen, gefunden in der Mundschleimhaut, überleben Virusinfektionen und könnten 40 Mal soviel Viren enthalten, ohne von ihnen zerstört zu werden. Es ist jedoch unklar, ob Dendrit-Zellen ähnliche Fähigkeiten zeigen würden, wenn sie in einer neuen Umgebung angesiedelt würden. Klar und bewiesen ist jedoch, dass Speichel eine höhere Konzentration an HIV-Viren enthalten könnte, was Oralsex, Küssen usw. zu einem Verhalten mit hohem Risiko macht.
Eine andere Stimme, die (vergeblich?) „in der Wüste ruft" und hinsichtlich des Zusammenhangs zwischen AIDS, Ebola-Virus und Impfungen warnt, ist Dr. Len Horowitz, Zahnarzt und Harward-Absolvent, der öffentlich lehrt, dass die AIDS- und Ebola-Viren vorsätzlich durch verseuchte Impfstoffe auf Menschen übertragen wurden und WERDEN.

Worauf beruht nun die Impfwut und Impfhysterie von heute? Auf 23 Pockenfällen, von Edward Jenner 1798 erwähnt. DREIUNDZWANZIG! Aber es kommt noch viel schlimmer: Von den 23 Personen waren vierzehn VÖLLIG UNGEIMPFT mit Jenners Giftmedizin. Warum erwähne ich diese vierzehn? Weil die AUCH an Pocken erkrankten, aber OHNE IMPFUNG wieder völlig genesen sind. Das Schlitzohr Jenner hat die 14 einfach als GESUND DURCH IMPFUNG in seinen Schwindelbericht eingetragen!!!
Einer von Jenners Impftoten war ein 15-jähriges Kind namens John Baker. Dieser Todesfall wurde jahrelang verschwiegen Die Impfung hatte ihn umgebracht. NICHTS DAVON ist in Jenners Bericht zu lesen! Worauf beruht nun WIRKLICH der Glaube, dass Impfungen wirksam sind? Auf VIER FÄLLEN von Jenner, die geimpft UND geheilt waren (ich sage trotz - und nicht wegen - Impfung). Auf diese vier armseligen Fälle haben sich die geldgierigen Pharmakonzerne gestürzt und entschieden, die gesamte Menschheit mit Impfungen zu vergiften und dabei auch noch ein Riesengeschäft zu machen…
Auf Höhe und Dauer des Schutzes wurden diese vier Fälle übrigens NICHT geprüft oder beobachtet.

Wie sich Impfgegner selber schaden und der Sache damit einen schlechten Dienst erweisen

Im menschlichen Speichel sind, wie bereits erwähnt, Dendrit Zellen. Die enthalten 40 Mal so viele Viren (z.B. HIV) wie normale Zellen „aushalten“ können bzw. enthalten, ohne von dem Virus zerstört zu werden. Der menschliche UND tierische Speichel ist ein großes Heilmittel. Seit Menschen- bzw. seit Tier- und Menschengedenken belecken tierische und menschliche Mütter die Wunden ihrer verletzten Kinder und Tiere und generell auch ihre eigenen Wunden. Warum? Weil Speichel die Wunden heilen oder den Schmerz lindern kann. Will man wirklich einen Impfstoff erfinden, so suche man zuerst im SPEICHEL von GESUNDEM Mensch und Tier. Da sind jede Menge Heilstoffe drin…

Apropos Impfgegner: Der Reporter der *Zeitenschrift* schreibt:

„Impfkritische Ärzte haben nach wie vor mit Schwierigkeiten zu kämpfen. An einem Ärztekongress in Deutschland wurde dies ganz deutlich. **Von den gegen 150 anwesenden Ärzten beantworteten nur gerade fünf meine Frage, wer sich und seine Familie impfen würde, mit ja. Als ich jedoch fragte, wer in der Praxis impfe, meldeten sich alle**. Auf diese Diskrepanz angesprochen kam eine rege Diskussion in Gang. Als Hauptgrund stellte sich heraus, dass man Probleme mit der Pharma, der eigenen Standesorganisation und den impfenden Kollegen befürchtet.“
Ende Zitat. Quelle: http://www.zeitenschrift.com/magazin/41-impfungen.ihtml
Was soll man dazu sagen?

Die Lüge der aktiven und passiven Impfung

Offiziell will man uns Folgendes glauben machen: Ziel der AKTIVEN Immunisierung ist es, einen körpereigenen Schutz vor Krankheitserregern aufzubauen und so einer Infektion vorzubeugen. Die Impfung ist die Nachahmung einer Infektion, gegen deren Erreger der Körper Abwehrstoffe (Antikörper) produziert.

Die aktive Impfung wurde bereits 400 v. Chr. vom Griechen Thukydides beschrieben, nachdem ihm auffiel, dass einige Athener, die eine Pesterkrankung überlebt hatten, bei späteren Pestepidemien nicht mehr erkrankten. Das ist schon richtig, aber dies ist so, weil das IMMUNSYSTEM dieser Menschen eine NATÜRLICHE Abwehr bzw. Antikörperarmee aufstellte, die mit der Krankheit leicht fertig wurde. KEIN IMPFSTOFF kann diesen natürlichen Effekt nachmachen oder ersetzen, weil, ich wiederhole, die bei Impfung ausgestoßenen Antikörper gegen DEN IMPFSTOFF gerichtet sind, aber NIEMALS gegen das WIRKLICH angreifende Virus wirken. Im Gegenteil, sie schwächen den Organismus, machen ihn ANFÄLLIG für eben jene Krankheit, die sie verhindern wollten. Man könnte es auch so vergleichen: Ich übe mit einer Platzpatronen-Pistole gegen Einbrecher. Wenn die aber wirklich kommen, dann hilft diese Pistole gar nichts. Doch weiter: Schon in den alten Kulturen Asiens dachten die durch Aberglauben verwirrten Menschen in die falsche Richtung und brachten sich absichtlich mit dem Schorf und den Flüssigkeitsprodukten von pockentypischen Hauterscheinungen in Berührung. Dieser Vorgang wird als Variolation bezeichnet. In Europa wurde die Variolation erst zu Beginn des 18. Jahrhunderts durch den schottischen Arzt Maitland eingeführt. Damit war bereits das Prinzip der Aktivimpfung entdeckt: Der bewusst und gezielt herbeigeführte Kontakt des gesunden Körpers mit einem im Labor gezüchteten Krankheitserreger, so dachte man, schützt vor einer echten Infektion, dem ist aber NICHT so. Manche Menschen werden angesteckt, andere eben nicht, daran ändert auch die Impfung nichts, IM GEGENTEIL, sie vergrößert noch die Gefahr für jene, die vielleicht einer Ansteckung entgangen wären und nun die „Aufmerksamkeit" des Virus auf sich lenken.

Bei einer passiven Immunisierung werden fremde Antikörper gegen die jeweiligen Erreger gespritzt. Diese Antikörper stammen entweder von Menschen oder Tieren, die ihrerseits aktiv geimpft wurden und Antikörper gebildet haben. Dabei kann es sich um Antikörper gegen Bakteriengifte, Viren oder auch gegen tierische Gifte wie Schlangen-, Skorpion- oder Spinnengifte handeln.
Nun ja, bei Schlangenbiss wirkt eine solche „passive" Impfung, denn Schlangengift besteht hauptsächlich aus großen Proteinen. Viren dagegen sind -zig tausend Mal kleiner…
Die Antikörper werden meistens dann verabreicht, wenn sich der Körper bereits mit dem krank machenden Erreger infiziert hat und für eine aktive Immunisierung nicht mehr genügend Zeit bleibt. Die gespritzten Antikörper sind (gegen giftige Schlangenbisse) sofort wirksam und können meist den Krankheitserreger in kürzester Zeit vernichten. Allerdings werden die gespritzten Antikörper vom Körper abgebaut, so dass der „Impfschutz" nach einer passiven Immunisierung nur maximal drei Monate andauert.
Das eigene Immunsystem ist daran nicht beteiligt, es bleibt also „passiv". Und da die bei „passiver" Impfung injizierten Antikörper sich wieder aufbrauchen, weigere ich mich, diesen Vorgang überhaupt als Impfung zu bezeichnen. Warum auch diese Art von Impfung bei viralen Krankheiten wirkungslos ist? Weil es eben EINE Sache ist, ein Schlangengift, dessen Substanz sich ja auch bald im Körper aufbraucht, **seral** zu bekämpfen als einen VIRUS oder VIELE VIREN mit einem Serum anzugreifen. Das Serum verbraucht sich, die Viren bleiben und vermehren sich. Darum ist dies also per se eigentlich keine Impfung. Impfung ist für mich, wenn überhaupt, dann nur die AKTIVE Impfung, die vorgibt, Antikörper im Geimpften zu erzeugen, die stark genug sind, den viralen Feind zu besiegen. Trotzdem falsch gedacht. Sie UNTERSTÜTZEN diesen Feind nur, machen ihn stärker und halten die Krankheit am Leben.

Noch einmal:
Bei der „passiven" Immunisierung werden dem Patienten als Abwehrstoffe Antikörper gespritzt, die aus dem Blut eines zuvor mit dem entsprechenden Erreger infizierten Tieres stammen. Weil der Patient die schützenden Antikörper übernimmt und nicht selbst produziert, spricht man von passiver Immunisierung. Im Gegensatz dazu steht die aktive Immunisierung, bei der der Impfling nach einer Behandlung mit abgetöteten oder abgeschwächten Erregern die Antikörper selbst bildet.

Warum ich das wiederhole? Weil ich gehört habe, man will passiv gegen HIV impfen. Na viel Spaß. Von TIEREN wird man wohl die Antikörper durch Spritzen von HIV nicht bekommen. Tiere kann man bis zum Hals vollpumpen mit HIV. Sie reagieren nicht oder (vielleicht im Fall von Affen) erst SEHR, SEHR SPÄT mit Antikörpern und bekommen auch kein AIDS. Nur DER MENSCH reagiert mit Antikörpern auf HIV. Will man HIV vielleicht deshalb nun MENSCHEN einimpfen, dann die Antikörper im Blut extrahieren und als passiven Impfstoff verwenden? Mit dieser Befürchtung bin ich näher an der Wahrheit als Sie glauben. Lesen Sie nur *DER MANN DER AIDS ERSCHUF* (Verlag Elke Straube). Gott sei Dank bin ich nicht mehr am Leben, wenn der ganze Impfwahnsinn (aber auch die Reaktion des Volkes, wenn es die Wahrheit erfährt…) voll über uns herein bricht. Ich habe meine Pflicht getan. Nun tun sie die ihre. Die Spitze der Perversion geschieht aber bei der so genannten

Simultanimpfung

Man kann die aktive und passive Immunisierung in vielen Fällen auch kombinieren. Bei einer solchen Simultanimpfung wird versucht, einen schnell einsetzenden Sofortschutz durch die passive Immunisierung und eine lang anhaltende Dauerimmunität durch die aktive Immunisierung zu erreichen. Solche Simultanimpfungen werden beispielsweise bei Tetanus- und Tollwutgefahr verabreicht. Ich nenne es DOPPELVERGIFTUNG des Menschen. Das einzige, was man bei solchen Impfungen erreicht, ist, dass man den kranken Menschen noch kranker macht, ihn vergiftet. Und zwar doppelt vergiftet. Wenn er dann doch noch gesund wird, dann ist es eben nicht WEGEN der Impfung, sondern TROTZ der Impfung. Nun zur

Tetanus-Impfung

Die Tetanus-Impfung ist wirkungslos und schädlich, das SERUM aber wirkt. Es ist dabei fast so wie bei dem von mir erwähnten Serum gegen Schlangengift. Denn: Gegen GIFTE (wie z.B. Schlangengifte) impft man nicht, man behandelt mit einem Serum. IMPFUNGEN gegen Tetanus geschehen mit Tetanol. Das hat aber nichts mit dem Behandeln mit SERUM zu tun. Tetanol ist das geschwächte Virus selber, Serum besteht aus von Tieren gewonnenen Antikörpern. TETANUS kann man nur wirkungsvoll behandeln indem man NICHT gegen den viralen Erreger Clostridium tetani mit Tetanol impft, sondern indem man MIT EINEM SERUM gegen das von Clostridium tetani produzierte Nervengift vorgeht. Welches Gift? Nun, die gute Pharmakologin hat es uns erklärt, nur die falschen Schlüsse daraus gezogen. Vielleicht sollte sie mal lesen, was ein berühmter Kollege über das Problem schreibt und was ich bereits seit Jahrzehnten behaupte und kritisiere, vor allem auch Impfungen gegen Diphtherie etc. betreffend?

Dr. med. G. Buchwald, Facharzt für Lungenkrankheiten und Innere Medizin, Anerkennung als Arzt für Naturheilverfahren, Kurarzt, Badearzt und Arzt für Sozialmedizin, sachverständiger Gutachter in ca. 150 Fällen zu Impfschadensprozessen vor deutschen Sozial- und Landessozialgerichten, schreibt in *Impfen – das Geschäft mit der Angst:* „1927 wurde die Tetanus-Impfung eingeführt. Der Wundstarrkrampf oder Tetanus ist, wie die Grafik zeigt, ein Problem älterer Menschen. Von den beiden Jüngsten, die in den vergangenen Jahren an Tetanus erkrankten, gehörte einer in die Altersklasse der 25-34-Jährigen, der andere in die Altersklasse der 35-44-Jährigen.

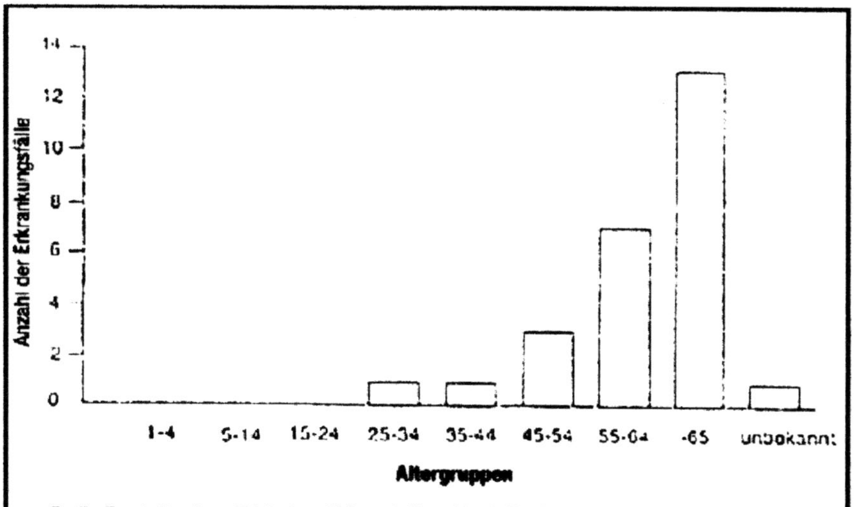

Quelle: Rasch, G. u. Irene Schöneberg, Tetanus in Deuschland Ergebnisse der Einzelerfassung seit 1995 Bundesgesundheitsblatt 41, Heft 2, S. 67, 1998

Das Tetanus-Serum schützt, nicht aber die Tetanus-Impfung !

Die Argumentation der Impf-Befürworter, die Tetanus-Impfung habe in den beiden Weltkriegen Tetanus-Erkrankungen verhütet, kann wie folgt WIDERLEGT werden:

Nach Entdeckung des Prinzips wurde die industrielle Produktion des Tetanus-Antitoxins (auch Tetanus-Serum genannt) etwa ab 1896 aufgenommen. Daher war bei Kriegsausbruch 1914 noch nicht genügend Serum vorhanden, und so hat es von August bis Dezember 1914 unter den ca. 400.000 Verwundeten 3,8% Tetanus-Erkrankungen gegeben (die gleiche Prozentzahl wie im Krieg 1870/71). Ab Januar 1915 konnten alle Verwundeten mit Serum versorgt werden, worauf die Tetanus-Erkrankungen auf 0,4 Prozent absanken. Auch im 2. Weltkrieg und in der Zeit danach ist so verfahren worden“. Ende des Zitats.

Die Soldaten beider Weltkriege wurden also NICHT durch Tetanus-Impfung vor dem Wundstarrkrampf bewahrt, sondern durch das Verabreichen des Tetans-Serums.

Ihr verrückten Impfstoffverbrecher könnt in Afrika impfen bis ihr schwarz werdet, IHR WERDET ALLE NUR NOCH KRANKER MACHEN. Aber vielleicht ist dies ja sowieso, wie viele bereits denken, eure bevölkerungskontrollierende Absicht, damit der weiße Mann in Afrika dann leichter an die Rohstoffe kommt, ohne sich besonders mit dem - dann toten bzw. ermordeten - schwarzen Mann befassen zu müssen?

Noch einmal zurück zur Infektionstheorie und Pasteur und Jenner:

IMPFSCHÄDEN

Der Staat bzw. die Pharmakonzerne – das Geschäft mit dem Impfschwindel riechend – organisierte die Ausbildung der Mediziner und baute ein öffentliches Gesundheitswesen auf. Unsummen von Geldern wurden bereitgestellt, um den Impfschwindel zu finanzieren. Forscher wurden bezahlt, medizinische Fakultäten wurden aufgebaut, und heute ist der Wissenschaftsschwindel in seiner Blütezeit. Man muss gar nichts mehr beweisen, man fordert als Forscher nur noch mehr Geld, um Hypothesen zu „beweisen“, die man nicht belegen kann. Über den damals plötzlich auftauchenden Schurken, den Engländer Edward Jenner, habe ich ja hinlänglich berichtet. Jenner hatte ja damals „bewiesen“, dass ein achtjähriger Junge mit Hilfe von „Kuhpocken“ von der Pockenkrankheit geheilt wurde. Haha.
Manche behaupten, dass die Jenner Geschichte historisch nicht belegbar ist. Ich hoffe doch. Aber es ändert nichts am Impfwahnsinn. Das ist mehr als Schwindel. Es gibt nur noch einen ebenbürtigen Killer und das ist… MILCH. Wenn alle ausgelacht haben, dann lesen Sie mal meine Kolumne darüber (auf www.christiananders.com und auch auf www.youtube.de).

Woher kommen nun die viralen Krankheiten? Man bedenke: Es gab damals noch keine Kühlschränke. Da waren Nitrate/Nitrite im Wasser, Fäulnisgifte, mit anderen Worten SCH... im Trinkwasser. Ist doch klar, dass da Leberentzündung, Fieber, Kopfweh,

Hautausschläge, Hautrötungen, Durchfall, Erbrechen, Hepatitis etc. an der Tagesordnung waren!! Oder? Also zum hundertsten Male: **Die krankheitserzeugenden Umstände** müssen verschwinden, dann verschwinden auch die Krankheiten. Mehr und mehr wird mir klar, dass die Impfbetrüger GESCHICHTE erfunden haben. Historisch ist es auf jeden Fall NICHT belegbar, dass es z.B. 1793 in Philadelphia eine Gelbfieber-Epidemie gegeben haben soll…

Fordert man HEUTE einen wissenschaftlichen Beweis für ein angebliches Gelbfieber Virus, dann können die Herren Wissenschaftler diesen Beweis nicht bringen und flüchten wie die Hasen vor der Flinte des Jägers! Oder haben SIE schon mal ein Foto des so genannten „Gelbfiebervirus" gesehen? ICH NICHT! Da bin ich, dieses Thema betreffend, mal ausnahmsweise mit Dr. Lanka einer Meinung…

Noch einmal, und man kann es gar nicht oft genug wiederholen: SAUBERES WASSER FREI VON GIFTEN ist alles, was wir brauchen, um Krankheiten zu verhindern oder zumindest zu reduzieren.

Die Schweinegrippe-Lüge ist ja nur ein weiterer Beweis der Angstmache-Methodik der Pharmariesen. Die Politiker novellierten nun das Bundesseuchengesetz von 2001. Mit diesem Gesetz können sie Ausgangssperren verhängen und Quarantäne anordnen, falls der „begründete Verdacht" (HA-HA) besteht, dass es „... gefährlich werden könnende neue und alte Erreger gibt". Ja, genau! So wie DER SEHR GEFÄHRLICH WERDENDE SCHWEINEGRIPPE-ERREGER! Ich weiß nicht, was mich mehr aufregt, der Schwindel dieser viralen Schwachmaten oder die Tatsache, dass sie meine Intelligenz in geradezu unerträglicher Weise beleidigen.

Man hatte am Anfang einen Idiotentest für die, Entschuldigung, blöde Masse gestartet, und zwar mit der angeblichen MKS-SEUCHE (!!!). Über diesen Schwachsinn kann man nur lachen, denn es gab natürlich in Deutschland KEINEN EINZIGEN bestätigten Fall von MKS. LESER, ERWACHE!!!

Die Impfschwindler behaupten doch steif und fest, CHOLERA kann man übertragen: JA, WIE DENN? Selbst ROBERT KOCH, der im Auftrag der deutschen Regierung nach Ägypten fuhr, bestätigte: CHOLERA KANN MAN NICHT ÜBERTRAGEN!!!! CHOLERA IST NICHT ÜBERTRAGBAR!!!

Schon komisch, sonst springen Impfbefürworter immer auf den Kochschen Postulatszug, aber wahrscheinlich immer nur dann, wenn es gerade mal in DEREN Kram passt…

Also: Auch in Kalkutta konnte Koch nicht beweisen, dass Cholera übertragbar ist… Was machten die Illuminati gesteuerten Impfschwindler? Sie logen einfach und behaupteten und VERBREITETEN, dass Cholera übertragbar sei und aus Indien nach Europa eingeschleppt wurde. ACH WIRKLICH??? Na so was!! Kaum hatte man die

SANITÄREN BEDINGUNGEN geändert bzw. 1866 den Ausbau des Klärwerks abgeschlossen, hörte man nichts mehr von einer angeblichen „Cholera“ Epidemie.
Von nun an gingen die impfbetrügerischen Pharmakonzerne, gestützt durch den Staat, daran, den Viren den Kampf anzusagen. Die Waffe: IMPFUNG.

Weil die Deutschen ja manchmal schwer von Begriff sind, lieferte man ihnen mehr und mehr „Beweise“, um Krankheiten zu erklären. Vergessen Sie nicht, dass Deutschland damals FÜHREND in der Welt der Wissenschaft war. Mit damals meine ich 1884. Da beschloss Europa nämlich gerade mal die Kolonialisierung Afrikas.
Der Vernichtungsfeldzug der Afrikaner in Afrika begann und nahm seinen Fortgang mit den angeblichen Pockenimpfungen (von Afrikanern UND Schwulen) fast hundert Jahre später, in die man den HI-Virus in die Impfampullen eintrickste (siehe *DER MANN DER AIDS ERSCHUF*).
Doch damals, also 1884, galt ja der Afrikaner für die Infektologen (oh, Verzeihung, hab mich wieder verschrieben, ich meinte natürlich Virologen und Wissenschaftler) als absoluter Untermensch, mit dem man nach Belieben verfahren und experimentieren konnte. Siehe Tuskegee Alabama etc., etc. Das Ziel ist bis heute: AFRIKA JA, aber ohne die Afrikaner. Der weiße Mann möchte gerade so viele Schwarze haben, dass er nicht die Drecksarbeit in Afrika machen muss, sondern ungehindert und ungestört die Bodenschätze ausbeuten bzw. für sich nutzen kann.

Zurück zu den Infektologen. Ihr Ziel erreichen sie, so viele Menschen wie möglich krank machen, um dann selber die gesamte Kontrolle übernehmen zu können. Denn was hat die Medizin bis heute wirklich erreicht? Unfruchtbarkeit steigt weltweit in der Bevölkerung, ebenso wie chronische Krankheiten, Krebs etc., etc. Und all das, so behaupte ich, geschieht direkt oder indirekt durch IMPFUNGEN und deren Spätfolgen.

Oh, ihr kriminellen Impfbetrüger! Bekämpft das Virus und die Bakterien nicht, sondern LEBT MIT IHNEN. Ohne Viren und Bakterien wäre die Welt bereits vor Milliarden von Jahren ins Nirvana verschwunden.
Ach, Einstein, du warst zwar ein alter Abschreiber und ein Schlitzohr der Sonderklasse, aber in einem gebe ich Dir Recht, wenn Du sagst:
„Zwei Dinge sind unendlich, das Universum und die Dummheit der Menschen. Nur beim Universum bin ich mir nicht ganz im Klaren!“

Man begann also von Jenner an mit Kanonen auf Spatzen zu schießen. Und sah man Bakterien unter dem Lichtmikroskop, dann benannte man sie sofort als die Ursache der Krankheit.
Nun kommt aber der Irrtum von Lanka und Duisberg zum Tragen. Beide behaupten nämlich, dass man dann auch noch VIREN frei erfand. Was davon zu halten ist, werde ich noch beschreiben.

Dabei ist die Sache doch leicht verständlich. Als 1931 das Elektronenlichtmikroskop erfunden wurde, da konnte man eben KLEINERE Strukturen erkennen als nur Bakterien. Diese kleineren, die sich aber nur zeigen, wenn das Virus die Zelle oder „Lösung" befällt und dort seinen „Abdruck" hinterlässt, die werden von Lanka, Duisberg und Co einfach geleugnet, und damit zerstören diese Herren hinten wieder, was sie vorne aufgebaut haben (sofern sie nicht zur Verschwörung selbst gehören…).
Sei's drum. Nun mischte sich auch die Chemie ein. Wahrscheinlich bedingt durch Schuldkomplexe, stiftete Alfred Nobel, Erfinder der Kriegswaffe Dynamit, seit 1901 alljährlich den „Nobelpreis". Da konnte man wieder viel Geld in die eigenen und der Forschung Taschen verbraten. Allerdings entdeckte man die „Antikörper". Die gibt es allerdings, nur nicht so angewandt wie die Pharmabetrugsindustrie uns glauben machen will. Unsere EIGENEN Antikörper genügen völlig, um eine Krankheit abzuwehren, WENN die sanitären Umweltbedingungen stimmen. Und wenn schon Antikörperbehandlung, dann seral wie bei Tetanus etc., aber nur, wenn sie sich auch als WIRKSAM erweisen. Blind drauf los impfen hat noch keinem geholfen, nur den geldgierigen Pharmariesen.
Der erste Nobelpreis 1901 ging an den „Bakteriologen" Emil von Behring, der ab 1889 grausamste Tierversuche durchführte und behauptete, dass die Giftstoffe der „Tetanus- und Diphtheriebakterien", die bestimmte Bakterien nur unter ganz speziellen Bedingungen im Reagenzglas produzieren, im Körper durch „Antitoxine" neutralisiert werden. Umgekehrt wird ein Schuh draus. Das in Tiere injizierte Virus erzeugt Antikörper im Tier. DIESE mag man seral verabreichen. Die können dann meist die Vergiftung des Körpers bzw. der Nerven stoppen.
Und WAS ist die beste Abwehr gegen krank machende Viren und Bakterien (obwohl nicht alle krank machen…). Es ist, na? Na? Es ist das, worüber die Ärzte noch vor Kurzem herzlich und laut gelacht haben. Es ist DAS IMMUNSYSTEM! Immunfunktionen können eben NICHT spezifisch sein, sondern sie sind abhängig vom Energie-Status des Körpers und der Gewebe, also vom so genannten „Redox Status".

Zurück zur Impfschwindelindustrie. Seit Otto von Bismarck 1874 das „Reichsimpfgesetz" erlassen hatte, nahm das Unglück seinen Lauf. Ich habe dieses Gesetz umbenannt in das „Leute-krank-machen-Gesetz." Welcher Teufel muss Bismarck da wohl geritten haben? Wahrscheinlich hat er zu viel Hering gegessen.
Denn: Dass der Rückgang der Pocken-Todesfälle nach den Jahren 1870/71 etwas mit der Einführung des „Reichsimpfgesetzes" zu tun hatte, ist **eine ganz unverschämte Lüge** der Impfbefürworter. Sie berufen sich auf eine Statistik-Kurve aus dem Reichsgesundheitsamt, welche den Beweis von der Wirksamkeit der Einführung des Reichsimpfgesetzes zeigen sollte. Da hat man aber geschickt gefälscht bzw. optisch getäuscht. Wenn man die Kurve auseinanderzieht, stellt man fest, dass bei Inkrafttreten des Gesetzes am 1.4.1875 die Pockenseuche ERLOSCHEN war, ERLOSCHEN!!! So werden wir selbst von unseren Historikern belogen. WARUM wohl war die Pocken-

seuche erloschen? Nun, ich wiederhole mich gerne: DIE HYGIENISCH-TECHNISCH-ZIVILISATORISCHEN VERBESSERUNGEN DER GESAMTLAGE DER BEVÖLKERUNG hatten zum Rückgang der Erkrankungen geführt, NICHT das idiotische Impfen, das gab es in diesem Falle da nämlich noch gar nicht !!!

Eine andere Lüge wurde seit Einführung des Reichsimpfgesetzes erzählt, nämlich, dass im Kriege 1870/71 die nicht gegen Pocken geimpften Franzosen weit mehr Pockenfälle gehabt hätten als die gegen Pocken geimpfte deutsche Armee. Heute wissen wir, dass das nicht stimmt. Dies wird auch von Dr. med. Gerhard Buchwald bestätigt. Dr. Buchwald war von 1970 bis 1982 Oberarzt an der Klinik Franken der Bundesversicherungsanstalt für Angestellte in Bad Steben und von 1982 bis 1989 Chefarzt der Klinik am Park in Bad Steben. Im Jahr 1990 wurde er pensioniert und war seitdem ärztlicher Berater des Schutzverbandes für Impfgeschädigte und Autor mehrerer impfkritischer Bücher. Dr. Buchwald geht sogar soweit, Gewalt und Kriminalität als eine typische Folgeerscheinung von Impfungen zu sehen.

Ich zitiere Dr. Buchwald: (*Impfen – das Geschäft mit der Angst?)*
„Zur Erklärung zunehmender Dummheit und zunehmender Gewaltkriminalität brauchen wir nicht die ausgefallensten Theorien heranziehen, denn die Lösung liegt auf der Hand: Intelligenzverlust führt zur Kriminalität. Um es deutlich zu sagen: Ursachen dieser Entwicklung sind die Impfungen."

Das ruft natürlich auch gleich die Verschwörungsfanatiker auf den Plan, indem sie behaupten, Impfungen werden nur deshalb dem Volke aufgezwungen, um es rabiater und krimineller zu machen, damit man so wiederum die Neue-Welt-Ordnungs-Polizei zur Bevölkerungskontrolle etablieren kann. Na ja.

Zurück zu Bismarck. Kaum hatte der dieses unselige „Reichsimpfgesetz" erlassen, musste sich jedes Kind gegen Pocken impfen lassen. Einen Engel für die Kleinen aber gab es dennoch, nämlich Emil von Behring, der den Impfstoffen Konservierungsmittel und Adjuvantien beigab. Dies reduzierte die Sterblichkeit der Kinder gewaltig. Dafür erhielt er von dem GOTT SEI DANK ahnungslosen Nobel Preis Komitee 1901 den ersten Nobelpreis. Oh, ihr Toren. Endlich hat euch mal einer mit den gleichen Waffen besiegt!!

Zurück zu Jenner. Warum z.B. Melkmägde gegen die Pocken immun waren, ist ja klar. Sie waren, wie in meinem Buch *DER MANN DER AIDS ERSCHUF* erklärt, in der Nähe der Kühe und haben sich von dort aus SELBST immunisiert bzw. mit Hilfe des eigenen Immunsystems und NICHT mit Hilfe einer Impfung, die KRANK macht, aber nicht gesund. Aber sie mussten sich, wie bereits erwähnt, nicht unbedingt bereits infiziert haben…

Jenner und Pasteur waren Lügner und Betrüger, aber Lug und Trug beherrschen ja auch HEUTE die Welt! Darum gibt es nur eines: SICH SACHKUNDIG MACHEN und dann selber mitreden! Lesen Sie mal JENNER EXPOSED oder „Jenner entlarvt" von Ethel Douglas Hume. Oder lesen Sie „The Dream and Lie of Louis Pasteur" (Der Traum und die Lüge des Louis Pasteur) von R.B. Pearson, da werden Sie all das, was ich hier schreibe, bestätigt finden. Es war und ist nur Lug und Betrug, ganz gezielt von der Regierung Frankreichs eingesetzt, um deren Interessen zu vertreten.

Wir schreiben das Jahr 1993. Der Princeton Historiker Professor Gerald G. Geison beschreibt und belegt, dass ALLES, und zwar ALLES, was Pasteur über seine Impfstoffe publiziert hatte, FREI ERFUNDEN UND EIN SCHWINDEL WAR!

„ Pasteur hat mehrfach wissenschaftlichen Betrug begangen!"
So der Professor über den Datenschöner Pasteur.

DER TUBERKULOSE-SCHWINDEL

Das Institut des Betrügers, Schwindlers und Lügners Louis Pasteur lügt folgendermaßen: „Uneingeschränkte Erfolge bei der Tuberkulose-Vorbeugung!"
Schon bekomme ich einen Lachanfall. Man sollte übrigens öfters am Tag lachen, das senkt den Adrenalin Spiegel, und man wird leichter mit dieser verrückten Welt fertig. Also dann: Die Wahnsinnigen vom Pasteur Institut haben mit dem von ihnen entdeckten Lebend-Impfstoff BCG ein Jahr lang (vom 1.Juli 1924 bis zum 30. Juni 1925) über 2000 Säuglinge geimpft, die aus besonders tuberkulosegefährdetem Milieu (sic!) kommen. Diese perverse Wahnsinnstat, diese KINDESMISSHANDLUNG wurde mit der Falschmeldung untermauert, dass aus dieser Risikogruppe 24 bis 32 Prozent der Säuglinge an der Krankheit starben. Ja, so eine unverschämte, freche Lüge! Dann log man unverschämt weiter: „Unter den Geimpften ist dagegen keine einzige Tuberkuloseerkrankung festgestellt worden" (*Harenberg Chronik des 20. Jahrhunderts*, Seite 342)

Das Magazin *Gesundheit*: „Die beiden französischen Ärzte Albert Calmette und Camille Guerin entwickelten Anfang der zwanziger Jahre den bis heute einzigen Impfstoff gegen die Tuberkulose: BCG. BCG ist ein nicht krank machender, naher Verwandter des Tuberkulose-Erregers My-cobacterium tuberculosis".
Soweit das Lügengebäude. Nun die Fakten:

Die „Welt-Gesundheits-Organisation" WHO (von vielen auch WKO, also Welt-Krankmachungs-Organisation genannt) beendet 1971 einen 7½ jährigen Feldversuch mit dem BCG-Impfstoff in der Provinz Madras in Indien. Die Ergebnisse dieser Versuche werden erst acht Jahre später, 1979 - absolut frisiert, also geschönt und „verbessert" - publiziert. Im *Indian Journal of Medical Research* (*Indisches Journal der Me-*

dizinischen Forschung) und im *Bulletin der WHO* (*Bulletin of the World Health Organisation, 57 (5): 819-827, 1979*).
Die Aussagen daraus zitiert:

1. „Die eigentliche Schutzwirkung der Impfung bleibt deshalb fraglich.
2. Es ist absolut klar, dass die BCG-Impfung keinerlei Effekt hatte.
3. Die Resultate des Versuches zeigen, dass die Impfung keinerlei Schutz in den ersten 7½ Jahren nach der Impfung gab.
4. Die BCG-Impfung ist bereits seit über 50 Jahren (sic!) umstritten.
5. Ein Treffen von Direktoren der Qualitätskontrolle verschiedener Labore vom Februar 1978 in Kopenhagen bestätigte, dass die im Versuch benutzten Impfstoffe alle von guter Qualität gewesen seien (sic!).
6. In einer Studie in Puerto Rico, wo Impfstoff und Placebo in einer hohen Dosis verabreicht wurden, stellte sich heraus, dass sich die gleiche niedrige Schutzrate (31%) ergab, (sic!). (Vergleichen Sie bitte hierzu die Aussage über BCG aus der *Chronik des 20. Jahrhunderts*)
7. Zusammengefasst kann gesagt werden, die gegenwärtige Studie hat gezeigt, dass die BCG-Impfung keinerlei Schutz gegen die Bazillenkrankheit verleiht. Es dauerte weitere vier Jahre, bis darüber ein erster Bericht vom damaligen Direktor des Robert-Koch-Institutes des Bundesgesundheitsamtes in Berlin, Prof. Dr. med. W. Brehmer, erschien (*Bundesgesundheitsblatt 26, Nr. 5, Mai 1983, S. 145):*

„Der in Deutschland verwendete Impfstamm (Copenhagen 1331) erwies sich in einer großen placebokontrollierten Studie der WHO als unwirksam“.

1987 schrieb Dr. med. Klaus Hartmann, der sich hernach vom Paul-Ehrlich-Institut in Langen bei Frankfurt - in der Verantwortung der Bundesregierung, zuständig für die Zulassung von „Sera und Impfstoffen“ - beschäftigen ließ, in seiner Doktorarbeit *Erfassung und Bewertung unerwünschter Arzneimittelwirkungen nach Anwendung von Impfstoffen - Diskussion der Spontanerfassungsdaten des Paul-Ehrlich-Institutes 1987 -1995*: „Nach alleiniger BCG-Impfung wurden dem Paul-Ehrlich-Institut in dieser Zeitspanne 197 UAW-Verdachtsfallberichte gemeldet. Er schreibt auf Seite 16: „Schätzungsweise nur 5% der tatsächlich stattfindenden Ereignisse (sic!) wurden gemeldet und erfasst“. Unter „tatsächlich stattfindenden Ereignissen“, so der Insider-Jargon, versteht der „Spezialist“ schwerste Impfschäden-Behinderung und Tod, die wiederum nur dann „erfasst“ werden, wenn diejenigen von den wenigen Eltern, die es überhaupt wagten, gerichtlich einen „Impfschadensersatz“ einzuklagen, der im Schnitt 15 Jahre dauert und die meisten nervlich und finanziell überfordert, auch tatsächlich gerichtlich ihren „Impfschaden“ anerkannt bekommen haben. 1998, also 27 Jahre nach der WHO-Studie, bequemte sich die STIKO, die ständige Impfkommission am Robert-Koch-Institut (RKI), ihre „Impfempfehlung“ zurückzunehmen.

Der Internist Dr. Jenö Ebert erklärt es so:

„Erstens werden **Impfnebenwirkungen und Impfschäden von Ärzten nicht erkannt**. Wenn eine Mutter eine Woche nach einer Impfung kommt und sagt: ‚Sie haben mein Kind geimpft und jetzt ist es krank', dann wird der Kinderarzt sagen: ‚Das hat nichts mit meiner Impfung zu tun.' Wenn die Nebenwirkungen und Impfschäden nicht erkannt werden, dann können sie auch nicht gemeldet werden. Obwohl impfende Ärzte Impfkomplikationen beziehungsweise den Verdacht auf eine Komplikation laut Infektionsschutzgesetz seit 2001 melden müssen, wissen davon nur wenige. Ein Versäumnis von der Seite der Behörden!

Zweitens ist der **Meldeweg zum Gesundheitsamt bzw. zum Paul-Ehrlich-Institut sehr mühsam**. Ich kann Ihnen sagen, dass es in meiner Praxis fast jeden Tag einen Impfschaden gibt! Ich verbringe viele Stunden mit dem Ausfüllen von Formularen, wenn ich mal einen Impfschaden melde. Das ist unbezahlt, das ist mühsam und lästig. Das macht man nicht. Deswegen werden die Impfnebenwirkungen und die Impfschäden nicht gemeldet. Und wenn nichts gemeldet wird, dann wird auch nichts gesammelt und es gibt keine Statistik. Und wenn es keine Statistik gibt, dann heißt es, Impfungen haben keine Nebenwirkungen." Ende Zitat. Quelle:
http://www.thieme.de/viamedici/medizin/krankheiten_diskussion/impfen2.html

Die Verantwortung für Impfschäden tragen, so das RKI, ja die Eltern, da sie die Zustimmung zur Impfung geben, nachdem sie von den Ärzten „umfassend" aufgeklärt wurden:

„In Anbetracht der epidemiologischen Situation in Deutschland, der nicht sicher belegbaren Wirksamkeit der BCG-Impfung und der nicht seltenen, schwerwiegenden unerwünschten Arzneimittelwirkungen des BCG-Impfstoffs kann es die STIKO nicht mehr vertreten, diese Impfung zu empfehlen". (Publiziert in *Der Kinderarzt*, 29. Jahrgang (1998) Nr. 9, Seite 966).

Rein in die Zeitmaschine und zurück in die Zeit um 1930 in Lübeck: 250 Kinder werden zwangsweise mit dem Impfstoff BCG geimpft. Mehr als ein Viertel der Kinder stirbt sofort an den Vergiftungserscheinungen, der Rest überlebt mit Behinderungen. In entsprechenden Abhandlungen lese ich: „Man besann sich der „Antikontagionisten" und der „Lokalisten". Prof. Ludwig Fleck konnte über seine Erfahrungen als gefangener „Wissenschaftler" im „Forschungszentrum" des KZ Buchenwald berichten, und der berühmte Begründer der medizinischen Immunologie und spätere Nobelpreisträger von 1960, EM. Burnet, berichtete im Flaggschiff der Amerikanischen Forschung, dem *Scientific American* (in Deutsch: *Spektrum der Wissenschaft*) in der Ausgabe vom Mai 1951 folgendes:

„Wenn man sich in der medizinischen Szene in Nordamerika und Australien umschaut, liegt die wichtigste derzeitige Veränderung in der schnell verschwindenden Bedeutung von infektiösen Krankheiten. Die Fieberhospitale verschwinden oder werden zu anderen Zwecken umgewandelt. Wie ich es sehe, liegt das Hauptinteresse an Viren für die Biologie darin, dass versucht wird, sie für Studien zu benützen, um die Struktur und die Funktion von Zellen zu studieren". Ende Zitat.

Und genau so ist es, aber ganz nebenbei kann man noch Riesenprofite machen mit der Angst und dem Unglück der Menschen. Nun sprach es sich schnell herum, dass keine Beweise für „infektiöse Viren" vorhanden waren. Oh je, was nun? Was tun? Wie den Schwindel weiter verkaufen? Man schrieb das Jahr 1931. Wohin nun mit der „Angst vor Seuchen" bzw. der Behauptung, man könne gegen diese Seuchen IMPFEN? (Und weiter ein Riesengeschäft damit machen). Man konnte plötzlich nicht mehr die dumme Masse durch Angsterzeugung in Schach halten, wie der Ami es z.B. mit Atombombenabwürfen auf Erholungsgebiete in Japan tat…

Das durfte auf keinen Fall geschehen. Die Masse musste man AUF JEDEN FALL in Furcht und Schrecken versetzen beziehungsweise darin halten, um sie besser kontrollieren zu können und um viel Geld mit dieser Angst machen zu können.

Also begann man ab 1951 eine beispiellose Medien- und Impfkampagne gegen die Weltbevölkerung. (Heute 2009 wiederholt sich all dies mit der angeblichen „Schweinegrippe".)

Man setzte unbegrenzte Geldmittel ein, und es wurde das kriminelle EIS (Epidemiological Intelligence Service) gegründet, sozusagen die CIA der Medizin. Von wem? Von Dr. Alexander Langmuir, dem Arzt, der größtes Interesse daran hatte, den Mythos der infektiösen „Polio" aufrechtzuerhalten, mit der man die Impfschäden der vorangegangenen Impfkampagnen wegdiskutieren konnte. Auch der „Schweinepest-Schwindel" stammt aus diesem Kader von gewissenlosen Ärzten und korrupten Journalisten, die für Geld alles tun. Und dann erschuf man das AIDS-Virus im Laboratorium. Was HIV wirklich ist, nämlich Kuh- und Schafvirus in menschlichen Krebszellen vereint etc. und wie ich es mit Hilfe von Virologen jederzeit im Laboratorium erschaffen könnte, steht in diesem Buch sowie ausführlicher in meinem Buch *DER MANN DER AIDS ERSCHUF*. Ab jetzt war Sex = Tod. Was bisher nur pädophilen, Frauen hassenden Klerikern gelang, nämlich uns schuldig fühlen zu lassen, dass wir Sex miteinander haben, das übernahm nun in weit größerem Maße die getürkte Virenwissenschaft.

Für weitere Verwirrung und Unterdrückung sorgte dann die „Börse", das „globale virtuelle Geldsystem", dem mittlerweile nicht nur die Pharmaindustrie-Medizinerschaft unterlegen ist, sondern alle Menschen. Dass allerdings die Finanzkrise von 2008 mit dem zinsbelasteten Geldsystem selber zu tun hat und wir ein zins**freies** Geld brauchen, ist eine andere Sache. Lesen Sie dazu *DER RUBEL MUSS ROLLEN* (Das zinsfreie umlaufgesicherte Geldsystem; ISBN 978-3-937699-15-8).

Zurück zum Impfen und zum Impfgeschäft. Aus den beiden, wie mehr und mehr Ärzte behaupten, **Betrügern** Louis Pasteur und Robert Koch aus dem 19. Jahrhundert sind TAUSENDE BETRÜGER geworden, die sich als „Wissenschaftler" und Mediziner an den Universitäten, den Instituten und in den Krankenhäusern verbergen. Der Staat wird die Zauberlehrlinge bzw. Geister, die er gerufen hat, von selbst nicht mehr los, denn diese sitzen in allen Bereichen des Staates und der Medien und wollen ihren Einfluss von alleine nicht aufgeben.

Übrigens ganz nebenbei gesagt, jetzt kommt etwas, dass Sie vielleicht noch nicht wissen:
Der VOGELGRIPPE- und der SCHWEINEGRIPPE-Schwindel jetzt haben einen ganz einfachen „Sanierungshintergrund", und zwar folgendermaßen: Weltweit vor allem im WESTEN werden Millionen von Schweinen und Vögel und sonstige arme Tiere geschlachtet. Warum wohl? Nicht, weil sie die Vogel- und Schweinegrippe verbreiten, sondern weil sich im Westen damit die großen Betriebe sanieren, und zwar so: Wir, die Steuerzahler, zahlen den Betrieben, in denen diese Tiere getötet werden, den OBEREN MARKTPREIS. Und was geschieht in Asien etc? Dort wird der Geflügelmarkt unter Anleitung der FAO (UNO Organisation) mutwillig und absichtlich zerstört. Und eben darum SCHWEIGEN die großen westlichen Geflügel- und Schweinezüchter, ja sie BITTEN SOGAR IHRE TIERÄRZTE, eine Seuche zu diagnostizieren, FALLS der Marktpreis für Geflügel nach unten geht. Dadurch „entsorgen" sie ihre Vögel und Schweine durch den staatlich garantierten Höchstpreis mit einem höheren Gewinn als er bei normaler Bewirtschaftung oder lebendem Verkauf möglich wäre. Vogel- und Schweinegrippe sind also nichts anderes als SUBVENTIONSBETRUG. Und der Dumme ist wieder Mal der kleine Mann, der den ganzen Schwindel bezahlt.
Nun? Was sagen Sie dazu? Gehören Sie auch zu den „höflichen Desinteressierten", die sich das Ganze anhören und dann sagen: „Ja, ja, sehr schön. Übrigens Christian, wie geht's Dir sonst? Was macht die Kunst usw.?"
Dann beschweren Sie sich aber nicht, wenn ihre KINDER Sie eines Tages verfluchen werden und fragen: „Ja, warum hast DU denn nichts gegen diesen Impfwahnsinn getan?"

Johann Wolfgang von Goethe sah das alles bereits voraus und schrieb:

„Hier war die Arznei, die Patienten starben und niemand fragte, wer genas,
so haben wir mit höllischen Latwergen, in diesen Tälern, diesen Bergen
weit schlimmer als die Pest getobt, ich selbst habe das Gift an Tausende gegeben, sie welkten hin, ich muss erleben, dass man die frechen Mörder lobt."

Mit „Latwergen" und „Mördern" meint Goethe die Schulmediziner, die giftige Substanzen geben und mit Impfungen um sich spritzen.

Die absolute Jahrhundertlüge aber ist die Lüge von der SPANISCHEN GRIPPE

Die so genannte Spanische Grippe von 1918 wird immer als Panik-Beispiel dafür gebracht, wie gefährlich der „Schweinegrippe"-Virus heute (2009) für uns (durch Mutation) sein könnte. Also dann: Wieder rein in die Zeitmaschine und zurück zu Beginn des 20. Jahrhunderts, also zur Zeit des ersten Weltkrieges ab 1918. Meine Recherchen ergaben folgendes:
Die Spanische Grippe hat kaum etwas mit Spanien zu tun. Von 1918 bis 1920 starben bis zu 50 Millionen Menschen an der „Spanischen" Grippe.
Diese Seuche trat nicht in Spanien auf, sondern zuerst 1918 in Haskell County im US-Bundesstaat Kansas. Warum dann „Spanische" Grippe? Das geschah aus politischen Gründen. In den kriegsführenden Staaten wie den USA berichtete man nicht über die anschwellende Grippewelle.
Im Mai 1918 war in Madrid bereits jeder dritte Einwohner an der Seuche erkrankt. Die Presse berichtete darüber und so wurde das ganze „spanisch". Bei der angeblich spanischen Grippe gibt es aber noch viel mehr, was einem „spanisch" vorkommt. Zum Beispiel dies:
Bericht einer Augenzeugin: Nur Geimpfte erkrankten
Hören bzw. lesen wir doch jemanden, der dabei war. Ich zitiere aus *Vaccination Condemned* (*Impfung verflucht*) von Eleanora McBean:

„Alle Ärzte und Menschen, die zu der Zeit der Spanischen Grippe 1918 lebten, sagten, dass es die schrecklichste Krankheit war, die die Welt je gesehen hat. Starke Männer, die an einem Tag noch gesund und rüstig erschienen, waren am nächsten Tag tot. **Auffällig ist, dass die Spanische Grippe die Eigenschaften genau jener Krankheiten hatte, gegen die diese Leute direkt nach dem 1. Weltkrieg geimpft worden waren (Pest, Typhus, Lungenentzündung, Pocken).** Praktisch die gesamte Bevölkerung war mit giftigen Impfstoffen verseucht worden. **Durch die Verabreichung von giftigen Medikamenten wurde die Pandemie geradezu am Leben erhalten."**
Ende Zitat

AUSSCHLIESSLICH GEIMPFTE erkrankten an dieser „Grippe" bzw. Seuche. Doch Eleanora McBean und viele mit ihr lehnten die Impfung ab. Sie alle entgingen der Seuche.

Ich zitiere weiter McBean:
„Meine Familie hatte alle Schutzimpfungen abgelehnt, also blieben wir die ganze Zeit wohlauf. Wir wussten aus den Gesundheitslehren von Graham, Trail, Tilden und anderen, dass man den Körper nicht mit Giften kontaminieren kann, ohne Krankheit zu verursachen. Auf dem Höhepunkt der Epidemie wurden alle Geschäfte, Schulen, Fir-

men und sogar das Krankenhaus geschlossen - auch Ärzte und Pflegekräfte waren geimpft worden und lagen mit Grippe danieder. Es war wie eine Geisterstadt. Wir schienen die einzige Familie ohne Grippe zu sein - **wir waren nicht geimpft!** So gingen meine Eltern von Haus zu Haus, um sich um die Kranken zu kümmern. (...) Aber meine Eltern bekamen keine Grippe, und sie brachten auch keine Mikroben nach Hause, die uns Kinder überfielen. Niemand aus unserer Familie hatte die Grippe. Es wurde behauptet, die Epidemie habe 1918 weltweit 20 Millionen Menschen getötet. Aber in Wirklichkeit wurden sie von den Ärzten durch ihre groben Behandlungen und Medikamente umgebracht. Diese Anklage ist hart, aber zutreffend - und sie wird durch den Erfolg der naturheilkundlichen Ärzte bezeugt. Während den Schulmedizinern ein Drittel ihrer Grippefälle verstarb, erzielten die naturheilkundlichen Krankenhäuser Heilungsraten von fast 100 Prozent." Ende Zitat.

Fazit: Die Spanische Grippe wurde durch Massenimpfungen verursacht.
Ich wiederhole:
DIE SPANISCHE GRIPPE WURDE DURCH MASSENIMPFUNGEN VERURSACHT!
Nicht ein mutiertes Influenza-Virus hat also die Spanische Grippe verursacht, sondern diese Pandemie war in Wirklichkeit die Folge von Massenimpfungen.

Weitere Beweise für diese Behauptung:
Ein Dr. Rosenow, Sanitätsinspekteur der US-Armee, berichtet über 31.106 hospitalisierte Fälle von „Lungentuberkulose" mit 1.114 Toten während der US-Beteiligung am ersten Weltkrieg. Die Armeeärzte damals waren nicht in der Lage, zwischen „Lungentuberkulose", Impffolgen und Spanischer Grippe zu unterscheiden.

Die höchste Todesrate war unter den GEIMPFTEN Soldaten.

Ich zitiere die Autorin Anne Riley Hale in ihrem Buch *Medical Voodoo* aus dem Jahr 1935: „Wie jedermann weiß, hat die Welt noch niemals solch eine Orgie von Impfungen aller Art gesehen wie die unter den Soldaten des (ersten) Weltkriegs. Gerade unter den „gepiekten Männern der Nation" trat die höchste Todesrate bei Tuberkulose auf."

US-Kriegsminister Henry L. Stimson bestätigt die tödlichen Folgen von Impfungen gegen Gelbfieber (zwischen 14 und 25 Impfungen per Rekrut).
Alle beimpften Krankheiten nahmen nach Beginn der Impfpflicht im Jahr 1917 in alarmierendem Ausmaß zu.
Ich, Christian Anders, behaupte (leicht übertreibend), dass während des ersten Weltkrieges mehr Soldaten durch Impfungen umgebracht wurden als durch Gewehre. Diese Aussage wird bestätigt durch Dr. H. M. Shelton, dem Autor von *Vaccines and Serum Evils.*

Außerdem: In den Ländern, in denen Typhus-Impfung Pflicht war, **verbreitete** sich Typhus. Ich wiederhole: IMPFUNGEN halten die Krankheit am Leben, die sie vorgeben zu bekämpfen.

Warum erwähnten viele Ärzte in Ihren Publikationen die „Spanische Grippe" nur am Rande? Ich sage, weil die Seuche in Wahrheit durch die von ihnen durchgeführten Impfungen verursacht wurde.
Der Grund dafür, weshalb die Spanische Grippe NICHT an einem Ort begann, sondern an VIELEN Orten und Kontinenten, und sich dann verbreitete, ist einfach der, dass an diesen Orten „gegen" die Seuche GEIMPFT wurde und man sie somit verbreitete. Die Symptome der Spanischen Grippe sind als mögliche Wirkung von Impfungen bekannt.
Die „Spanische Grippe" ist NICHT ansteckend. Manche Leute erkranken daran, andere nicht. Es gab mehrere Ansteckungsversuche mit gesunden Freiwilligen, doch ohne Folgen. Sie wurden nicht krank. Erst durch IMPFUNG wurden die Versuchspersonen auch krank...
Ich sage: Die Spanische Grippe wurde NICHT durch irgendein mutiertes Virus verursacht, sondern begann im Februar 1918 sowohl in Spanien als auch in New York, im April in Frankreich, im Mai in Madrid, im Juni in Deutschland, gleichzeitig in China, Japan, England und Norwegen.
Dann gab es eine zweite, erheblich schwerere Epidemie-Welle. Diese begann fast gleichzeitig in Boston, in Indien, in der Karibik, in Zentral- und Mittelamerika, dann einen Monat später in Brasilien und zuletzt in Alaska.

Die Spanische Grippe war also in Wirklichkeit ein globales Impf-Desaster.
Und zum tausendsten Male: Impfung hält Krankheit am Leben, anstatt sie zu bekämpfen.

Man hat mich folgendes gefragt:
„Wie kommt es eigentlich, dass sich so viele Menschen in Indien angesteckt haben, wenn die Krankheit angeblich nur durch Impfungen verbreitet wurde? Die Inder waren doch damals viel zu arm um sich Impfstoffe zu leisten. Und wie konnten sich die Inuit-Stämme und andere Gruppen infizieren, wenn die doch keinen Zugang zu Impfstoffen hatten?"
Die Antwort ist einfach. Wenn die sanitären Bedingungen (schlechte Hygiene etc.) opportun sind, erkranken einige und andere nicht (je nach Immunsystem).
Noch einmal: Viren sind sehr klein, haben keine Zellen und werden nur innerhalb lebender Zellen vermehrt. Nach den Regeln wissenschaftlicher Logik können sie erst entstanden sein, nachdem ihre Wirtsorganismen da waren. Gerade die Viren sind es, die für die moderne Mikrobiologie dieses Jahrhunderts eine enorme Bedeutung hatten und noch haben. Ein besonders glücklicher Umstand ist, dass auch Bakterien von Vi-

ren befallen werden. Diese besonderen Viren heißen **Bakteriophagen** - zu deutsch: Bakterienfresser- oder kurz Phagen. Diese Phagen sind sehr klein, haben nur geringe Mengen an Erbmaterial und eignen sich deshalb hervorragend als Modellorganismen für die Grundlagenforschung. Tatsächlich ist unser Jahrhundert in den Biowissenschaften geprägt vom Modellbegriff. Modell heißt: Man studiert einen experimentell besonders gut handhabbaren Organismus in der Annahme, die hier gewonnenen Erkenntnisse können auf andere, komplexere Organismen übertragbar sein. All dies leugnet Dr. Lanka, und ich frage mich, warum?
Außerdem: Natürlich sind damals nicht alle an der spanischen Grippe gestorben, sondern einfach verhungert und wurden dann dieser Sterberate hinzugefügt…
Wollt ihr infektiöse Krankheiten vermeiden? Dann kontaminiert den Körper nicht, weder mit Umwelt- noch mit Impfgiften.
Wie steht es nun mit den angeblichen Mitteln gegen „Schweinegrippe" etc., etc? Das bringt uns direkt zum

TAMIFLU SCHWINDEL

Tamiflu ist also angeblich ein Mittel gegen Schweinegrippe? Mal sehen.
Warum das Ganze ein ausgemachter Schwindel ist, wird offenbar, wenn man weiß, WAS Tamiflu oder „Rummy flu", wie ich es nenne, WIRKLICH ist…

Entwickelt und patentiert wurde das völlig wirkungslose und krankmachende Tamiflu 1996 von einer kalifornischen Biotechnologie-Firma namens Gilead Sciences Inc. Diese an der NASDAQ (GILD) börsennotierte Aktiengesellschaft zieht es vor, bei dem gegenwärtigen Sturm auf Tamiflu eine zurückhaltende Unternehmenspolitik zu betreiben. Warum wohl? Damit man nicht so genau sieht oder weiß, WER mit Gilead in Verbindung steht…
Na, wer wohl? Es ist der Kriegsminister Donald H. Rumsfeld. Der war 1997, bevor er US-Verteidigungsminister wurde, Vorsitzender des Aufsichtsrates von Gilead Sciences, und zwar bis 2001. Dann wurde er Kriegsminister. Seit 1988 war Rrrrrumsfeld Mitglied des Aufsichtsrates von Gilead. Während seiner Amtszeit als Verteidigungsminister kaufte Rumsfeld ein zusätzliches Aktienpaket seiner früheren Firma Gilead Sciences im Wert von 18 Millionen Dollart, und dies macht ihn derzeit zum größten Anteilseigner von TAMIFLU. Dies bringt Rrrrrumsfeld in die Position einer Panik, die die Regierung, der er angehört, nach Kräften geschürt hat. Frage: Hat der Nachfolger von Douglas Feith im Office for Special Plans im Pentagon die Strategie der biologischen Kriegsführung entwickelt, die hinter der gegenwärtigen Vogelgrippe-Schweinegrippe und anderen Paniken steckt? Wie wäre es mit einem entsprechenden Untersuchungsausschuss?
Rrrrrumsfeld steht bereit, ein Vermögen mit Lizenzgebühren zu machen, während eine panische Weltbevölkerung sich abstrampelt, um ein Medikament zu kaufen, das im Hinblick auf die Heilung der angeblichen Vogelgrippe und Schweinegrippe wertlos

ist. Dieses Modell legt eine Parallele zu der schamlosen Korruption der Halliburton Corporation nahe, deren früherer Vorstandsvorsitzender Vizepräsident Dick Cheney war. Cheneys Firma hat bis heute Bauaufträge in Milliardenhöhe für den Irak und anderswo erhalten. Ist es reiner Zufall, dass Cheneys engster politischer Freund Verteidigungsminister und Nutznießer der Vogelgrippe Don Rumsfeld ist? Es handelt sich um eine weiteres Beispiel dessen, was jemand das Prinzip der modernen US-Sonderinteressenspolitik genannt hat: „Gewinne privatisieren und Kosten sozialisieren". Präsident Bush hat der US-Regierung die Anweisung gegeben, von Gilead Sciences Tamiflu im Wert von zwei Milliarden Dollar zu kaufen. Das war vor seiner Rede vom 1. November vor dem National Institute of Health in Bethesda, Maryland, wo er um eine weitere Milliarde Dollar für Tamiflu bat.

Hier nun einige kritische Berichte über Tamiflu in Verbindung mit Rumsfeld:

„Von Tamiflu zu „Rummy Flu: Vogelgrippe lässt Rumsfelds Kasse sprudeln
US-Kriegsminister profitiert von globaler Virus-Panik wie zuvor sein Kollege Dick Cheney von der Massenvernichtungsmittel-Lüge im Irak
Donald Rumsfeld versteht sein Geschäft, ganz besonders das Eine. Dick Cheney steht ihm in nichts nach. Der Eine zehrt intensiv von Gilead Sciences, der Andere von Halliburton. Beide zusammen zehren von George W. Bush. Und alle Drei gehören zur neoliberalen Elite, die sich gerade anschickt, das eigene Land zu fressen. Aber es geht natürlich nicht nur um Rüstungsgüter und Öl, manchmal ist schon eine gewöhnliche Vogelgrippe bestens geeignet, Milliarden zu ergaunern. The American way of life...."
(Saar-Echo vom 31.10.2005)

„Rumsfeld macht Millionengewinn durch Vogelgrippe
USA - Wie derzeit in den US-Medien berichtet wird, profitiert der US-Verteidigungsminister Donald Rumsfeld von der Angst, welche die Vogelgrippe weltweit verbreitet. Durch Verkäufe der Aktien der Firma Gilead, die das Medikament Tamiflu produziert, erwirtschaftete Rumsfeld mehr als 5 Millionen US-Dollar."
(http://www.nlnv.de/front_content.php?idart=138)

WER AN TAMIFLU WIE VIEL VERDIENT

Roche
Die Entwicklungskosten von Tamiflu werden auf über eine Milliarde Franken geschätzt. (... wer's glaubt.) Außerdem ist das Mittel, was die Herstellung anbetrifft, auf Grund der vielen Syntheseschritte teuer. Die Betriebsmarge, die Roche erzielt, schätzt Karl Heinz Koch, Analyst bei der Privatbank Lombard Odier Darier Hentsch (LODH), auf rund 50 Prozent. Der WHO hat Roche drei Millionen Packungen gratis zur Verfügung gestellt.

Grossisten
Zwischen den Pharmafirmen auf der einen und den Ärzten und Apothekern auf der anderen Seite stehen die Grossisten. Zu den Großen im Geschäft zählen die Versandapotheke „Zur Rose“ oder die Galenica-Tochter Galexis, die von der Apothekerschaft kontrolliert wird. Schätzungen zufolge schlagen die Grossisten je nach Mittel zwischen 10 und 20 Prozent auf den Preis drauf. Galexis wollte auf Anfrage keine Zahlen bekannt geben.
Apotheker und Ärzte
Der Löwenanteil im Falle von Tamiflu geht an die selbst dispensierenden Ärzte und die Apotheker. Der maximale Richtpreis (er wird von Swissmedic festgelegt) beträgt 86.50 Franken. Den Grossisten zahlen die Ärzte aber lediglich 46 Franken pro Zehnerpackung, was bedeutet, dass sie an jeder Packung 40.50 Franken verdienen. Die Marge ist außerordentlich hoch, in der Regel liegt sie bei rund 20 Prozent. Im System einen finanziellen Anreiz für den Verkauf von Medikamenten zu schaffen, sehen Kritiker einen Grund für die Kostenexplosion im „Gesundheits“wesen: Allein die selbst dispensierenden Ärzte verkaufen pro Jahr Medikamente im Wert von mehr als einer Milliarde Franken und erwirtschaften damit oft bis zu einem Drittel ihres Nettoeinkommens.

1. Frage:
Wem nützt also diese ganze Vogelgrippe-Lüge und Tamiflu-Hysterie???
Antwort: DONALD RUMSFELD, der skrupellosen Pharma und den falsch informierten Schulmedizinern - NIEMAND ANDEREM!

2. Frage:
Welchen positiven Hintergrund hat diese ganze perfide Angelegenheit?
Antwort: Damit wir endlich wissen, was wir von unseren „Gesundheits"-Ämtern“ halten sollen, welche harmlosen Geflügelhaltern mit drei Hühnern Bußen von 10.000 Franken androhen aus Gründen, für die keine nachvollziehbaren Beweise vorliegen.

Hallo Leute: DENKEN und HANDELN!

Beispiel dafür, dass die Kochschen Postulate nicht immer anwendbar sind:

Das VIERTE angeblich Kochsche Postulat erscheint gar nicht in Kochs ursprünglicher Präsentation, sondern wurde einfach allgemein angenommen.
Das zweite ist nur bedingt erfüllbar, und das dritte ist auch nicht dringend erfüllbar, bzw. trifft nicht unbedingt immer zu. Zurück zum ersten Kochschen Postulat: Schon dieses trifft nicht immer zu, denn es verlangt, dass das infizierte Gewebe einen speziellen Mikroorganismus enthalten muss, welcher NICHT in gesundem Gewebe zu finden ist.

Also: Kochs 1. Postulat sagt, das Virus muss immer im Krankheitsherd bzw. im infizierten Gewebe sein. Dem ist aber NICHT immer so. Nehmen wir nur Diphterie. Da kann man das Virus in der Kehle haben und die Krankheit im Gehirn. Dies geschieht durch vom Virus übertragene Neurotoxine, die ins Gehirn dringen, während das Virus IMMER NOCH in der Kehle ist....
Dann sagt der Arzt vielleicht: Was ist denn das? Er weiß aber vielleicht nicht, dass das Virus in der Kehle ist und die Krankheit im Gehirn.
Oder nehmen wir Hepatitis B. Da ist das Virus auch nicht notgedrungen im Krankheitsherd. Was geschieht, ist folgendes: Ein winziges Oberflächenprotein des Virus springt vom Virus über auf die Leber, wird sozusagen vom Virus wie ein Messer auf die Leber GEWORFEN. Dann kommt die Infektion der Leber....
Auch hier ist Kochs Postulat überholt bzw. trifft nicht zu.

Als Ende der 80er Jahre vereinzelt Meldungen von Pockenfällen kursierten, versuchte die betrügerische kriminelle Impflobby bereits wieder, durch das Hintertürchen ins Pockengeschäft zu kommen: So erschienen 1993/94 die ersten Zeitungsartikel, worin Forscher und Ärzte die Einführung der Vaccinia-Impfung fordern - was einfach ein anderer Name für die berüchtigte Pockenimpfung ist.
Hinzu kommt, dass mit diesen Vaccinia-Viren ein gentechnisch hergestellter Impfstoff gegen die Tollwut produziert wird, den man massenweise in unseren Wäldern auslegt. Allein in Deutschland hat man vom alten Fuchsköder 25 Millionen Stück verwendet. Bei solchen Aussichten hören die Impfstoff-Hersteller bereits die Kassen klingeln. Dabei ist es unter Tierärzten längst bekannt, dass diese Impfungen das Aussterben einer Seuche verhindern.

Zeckenbiss

Da wird richtig Panik und Angst verbreitet. Darum hier einige beruhigende Informationen. NUR EINE von 20.000 Zecken ist im Schnitt mit dem Virus infiziert. Das erzählt Ihnen natürlich kein impfwütiger Arzt, obgleich er es sehr wohl weiß. Und selbst WENN man von einer solchen Zecke gebissen wird, bricht die Krankheit nur in 20-30% aller Fälle aus. Was sind die Symptome? Meist harmlos, ganz im Gegensatz zu dem möglichen Nebenwirkungen durch Zeckenimpfung. Es ist allerdings richtig, dass in unter 10% der Erkrankten das Virus ernsthafte Schäden am Zentralnervensystem hervorrufen kann. Wenn dies geschieht, hilft auch keine Zeckenimpfung FSME-Immun, und diese Impfung kann so etwas auch nicht verhindern, sondern sie eher VERURSACHEN, wie wir gleich sehen werden. Erst nach Stunden kann eine Zecke überhaupt infizieren. Des Weiteren: Das Risiko von neurologischen Nebenwirkungen der Zeckenimpfung ist etwa 1:2300 und damit etwa 50 mal höher als die Wahrscheinlichkeit, von einer Zecke gebissen zu werden. Fragen Sie mal Ihren Arzt, ob ich Recht habe mit dem, was ich hier schreibe. Er wird wahrscheinlich zähneknirschend „Ja“

sagen. Wenn nicht, würde ich diesen Herrn gerne zu einer Podiumsdiskussion einladen…

Mein Ratschlag gegen Zeckenbiss: Tragen Sie passende Kleidung und suchen Sie - vor allem nach Wald- und Gartenbesuchen - an Ihrem Körper sorgfältig nach Zecken. Wenn Sie welche gefunden haben, raus damit. Aber wie? Da stelle ich gleich mal eine provokative Frage: Warum überhaupt die Zecke entfernen? Sie fällt doch von selber ab, wenn sie sich mit Blut vollgesogen hat. Was wäre also ein Grund für Zeckenentfernung? Weil die Zecke möglicherweise FSME Krankheitserreger überträgt? Zu spät. Ist die Zecke von FSME befallen, überträgt sie dieses Virus via Speicheldrüse direkt mit dem Stechakt… Die **Borrelien** hingegen gelangen erst durch den Mitteldarm der Zecke nach ungefähr 24 Stunden in den Wirt. Man kann also FSME Infektion durch eine Zecke NIEMALS verhindern, Borreliose sehr wohl, aber nicht durch Impfung, sondern indem man die Zecke frühzeitig entfernt. Aber wie?

Vergessen Sie die sogenannten Hausmittelchen. Schadet mehr als es nützt, denn: Vom Abbrennen der Zecke bis zum Beträufeln mit Öl oder gar der Benutzung von Klebstoff bringt alles nichts, denn wenn Sie das tun, geht vielleicht die Zecke ab, aber vorher spritzt sie im Todeskampf noch alle Giftstoffe weiter in SIE, den Wirt. Lassen Sie buchstäblich die Finger von der Zecke, selbst wenn sie „groß genug“ ist. Wenn Sie Ihre Finger benutzen, wird die Zecke auf jeden Fall gequetscht und gibt wiederum die eventuell erregerhaltige Flüssigkeit IN SIE bzw. in die Stichstelle ab.

SO entfernt man eine Zecke: Man nimmt eine Pinzette oder gar ein Skalpell (dieses wiederum nur von einem Arzt zu benutzen). Erfassen Sie die Zecke vorsichtig mit der Pinzette so nah wie möglich an der Haut. Dann ziehen Sie die Zecke langsam weg von der Einstichstelle. Dies sollte mindestens 60 Sekunden dauern. Die Zecke wird sich dann lösen von der Haut. Drücken Sie mit der Pinzette nicht zu fest zu, sonst wird es so problematisch für Sie, als hätten Sie Ihre Finger benutzt… Ist die Zecke nun entfernt, dann tupfen Sie Jod oder Alkohol oder ein anderes Desinfektionsmittel auf die Einstichstelle. Werfen Sie die entfernte Zecke nicht weg, sondern gegeben Sie die Zecke Ihrem Arzt. Er kann sie untersuchen lassen, denn die Zecke gibt auch nach Entfernung Aufschluss über eventuelle Krankheitserreger. Sollten Sie sich nach dem Geschriebenen immer noch unsicher sein, fragen Sie halt Ihren Arzt. Er wird mir recht geben, ich wette 1000:1.

Also: Impfung gegen Zecken hilft überhaupt nicht und macht nur die Impfindustrie reicher. Nun ist ja **Borreliose** die häufigste in Europa durch Zecken übertragene Erkrankung. Darum glauben viele uniformierte Leute, dass Zeckenimpfung gegen Borreliose hilft. Von wegen. Es gibt überhaupt noch keinen Impfstoff gegen Borreliose. Die Impfung gegen Zecken soll nur schützen vor „Frühsommer- Meningoenzephalitis“ (FSME). Man „arbeitet“ aber noch an einem Impfstoff gegen Borreliose. Ach, wenn doch alle impffanatischen Ärzte den Frühsommer einfach mal dazu nutzen würden, GANZ LANGEN URLAUB zu machen und dieses Buch zu lesen, anstatt an einem neuen Impfschwindelstoff zu „arbeiten“. Wer immer noch glaubt, dass Impfung gegen Zeckenbiss Sinn macht, der lese das Folgende:

Zunächst einmal sollte man sich vergegenwärtigen, WORAUS der Zecken-Impfstoff besteht, nämlich aus abgetöteten Zeckenviren, gezüchtet auf befruchteten Hühnereiern. Pfui Teufel! Darum sage ich ganz klar, dass hier die Gefahr besteht, dass, wie bei JEDER Impfung, genau die Krankheit eingeimpft wird, welche der Impfende vorgibt zu verhindern. Perversion pur.
Des Weiteren befinden sich unter anderem Aluminiumhydroxid und Quecksilber in Form von Thiomersal etc. in dem Impfstoff. Das sind alles kleine Zeitbomben, welche später zu genau den Krankheiten führen können, unter denen heutzutage die Menschheit mehr und mehr leidet, denn diese Stoffe zerstören Gehirnzellen und sind nach Meinung von z.B. Dr. Buchwald (siehe
http://www.gesundheitlicheaufklaerung.de/zecken-impfung-auf-keinen-fall
verantwortlich für Alzheimer, Unfruchtbarkeit, Multiple Sklerose, Nierenschädigung, Migräne, Depressionen, Gelenkschäden, Rheuma, Pilzbefall, Neurodermitis, etc. etc. etc.

Wenn der gutgläubige Patient vom „Gott in Weiss“ erklärt bekommt, dass ja Antibiotika im Impfstoff sind, welche das Virus bekämpfen, dann wird er schlicht und einfach (wieder mal) belogen, denn: Antibiotika können GAR NICHTS ausrichten gegen Viren. Und FSME ist ja ein Virus. Das mag VIELLEICHT auf Bakterien Eindruck machen, aber die werden sowieso immer resistenter gegen diese Antibiotika. Warum? Nun, unter anderem weil immer mehr Antibiotika unüberlegt bei Krankheitsbehandlung eingesetzt werden.
Was glauben Sie, warum die Schrift auf dem Beipackzettel des Zecken-Impfstoffes so klein ist? Weil man zwar widerwillig dem Gesetz gehorchen will, aber zugleich hofft, dass niemand das Kleingedruckte liest. LESEN Sie mal das Kleingedruckte dort, und es wird Ihnen das GRAUSEN kommen! Obwohl die meisten wohl noch gefährlicheren Nebenwirkungen da vielleicht verschwiegen werden.

Die bekannten Impfschäden von FSME-Immun sind also Fieber, Kopfschmerzen, Schwindel, Sehstörungen, Taubheit, zerebrale Krampfanfälle und Lähmungen an Armen und Beinen. Das deutsche Paul-Ehrlich-Institut gibt sogar zu, dass bei der Zeckenschutzimpfung entzündliche Reaktionen des Gehirns auftreten und gewisse Krankheiten neue Schübe erhalten können. Doch vor allem in Österreich, wo zwei Drittel der Bevölkerung gegen Zeckenbiss geimpft sind und Schüler ohne Impfung nicht an den Schulausflügen teilnehmen durften, wird noch immer voll auf FSME-Immun gesetzt. Dafür sorgt der Wiener Medizin-Professor Christian Kunz. Er ist nicht nur Erfinder und Lizenzgeber der Zeckenschutzimpfung, sondern er berät auch den Obersten Sanitätsrat Österreichs - jenes Gremium, das die Impfempfehlungen der Republik formuliert und Berichte über Impfschäden sammelt - Kontrolleure und Kontrollierte arbeiten also einträchtig zusammen. Jaja.

Das beliebteste Argument der Impfbefürworter ist: „Ohne Impfung hätte man die Pocken nicht ausgerottet!"
Das ist natürlich völliger Unsinn. Seuchen kommen und gehen. Sie verschwinden, wenn die hygienischen Zustände sich verbessern. Pocken sind hier und da bereits wieder aufgetaucht (nicht nur im Laboratorium...), einfach deshalb, weil die hygienischen Zustände dazu geführt haben. Was auch unweigerlich zu neuer Pockenseuche führen wird, sind die Pockenimpfungen selber.
Terroristen, so fürchten Politiker, könnten in den Besitz der gefährlichen Viren gelangt sein und damit ganze Nationen unter Druck setzen.
Um sich gegen mögliche bioterroristische Anschläge zu wappnen, stockt das Bundesgesundheits-Ministerium seine Vorräte an Pocken-Impfstoff auf.
Bis zum Frühjahr soll der Vorrat um 11 Millionen auf 35 Millionen Dosen erhöht werden, bestätigte eine Ministeriumssprecherin.

Kostenpunkt: rund 27 Millionen Euro

Langfristig soll für alle 80 Millionen Einwohner Pocken-Impfstoff auf Lager sein. Der Impfstoff-Vorrat wird vorsorglich als Abwehr gegen Terroranschläge mit Pockenviren angeschafft. Mit solchen Maßnahmen ist Deutschland nicht allein. Auch andere westliche Nationen, darunter die USA und Großbritannien, rüsten sich gegen die potenzielle Bedrohung. Gleichzeitig beteuern Experten, die Gefahr von bioterroristischen Anschlägen sei gering. Man wird im schlimmsten Falle den Terroristen zuvorkommen, indem man durch Impfung die Krankheit verbreitet, welche die Terroristen verbreiten wollten....
Machen wir uns doch nichts vor: Es gibt kein Medikament, das nachweislich gegen das Pocken-Virus wirkt. Ärzte können lediglich die Symptome der Krankheit so gut wie möglich behandeln.
Pocken gibt es also kaum noch (außer in Laboratorien). TROTZ Impfungen und nicht WEGEN Impfungen.

Napoleon

„Es gibt kein gutmütigeres, aber auch kein leichtgläubigeres Volk als das deutsche. Keine Lüge kann grob genug ersonnen werden, die Deutschen glauben sie. Um eine Parole, die man ihnen gab, verfolgen sie ihre Landsleute mit größerer Erbitterung als ihre wirklichen Feinde." (Napoleon)

Warum ich hier Napoleon zitiere? Impfungen wurden nicht von Ärzten, sondern von medizinischen Laien erfunden und von **Napoleon Bonaparte**. ER war der eigentliche Begründer der Pockenimpfung. Napoleon Bonaparte ordnete an, dass Kinder, Soldaten und alle andern Franzosen zwangsweise geimpft werden. Seinem Beispiel folgten darauf auch die meisten andern Fürsten in Europa. Über zwei Jahrhunderte galt daher Impfen als Hoheitspflicht. Warum wohl? Die Pockenimpfungen waren eine Art viraler Musterung. Napoleon wollte sehen, ob seine Soldaten im Falle einer Pockenepidemie stark genug waren sie zu überstehen. Das Impfzeugnis hatte nur den einen Zweck, die Wehrfähigkeit zu bezeugen? Die Impfung hatte den Sinn gehabt, herauszufinden, wer Pocken ohne Probleme überstehen würde und wer nicht. Jetzt verstehen wir auch, warum das russische Infanterieregiment Litauen nur „Pockennarbige" einstellen durfte…

Man will doch lieber Soldaten, die etwaige Pocken überstehen, als solche, die noch nicht bewiesen haben, dass sie es können…

Durch solch geradezu perverses Denken ist eine der größten Industrien der Neuzeit entstanden und zugleich die zwingende Meinung, dass Impfen schützt.

Man sollte aber die Hoffnung nicht ganz aufgeben, denn wie sagte Abraham Lincoln so schön?

"Man kann alle Leute einige Zeit
und einige Leute alle Zeit,
aber nicht alle Leute alle Zeit zum Narren halten"
Abraham Lincoln

Dipl. rer. pol Wolf- Alexander Melhorn ist nur einer von vielen Heilpraktikern, die das Impfen kritisieren. Er schreibt in „Kindertod ohne Schutzimpfung?":

„Hauptargument für das Impfen ist immer der Hinweis auf irgendwelche einzelnen Todesfälle, verbunden mit der eindringlichen Warnung, dies könne dem Nichtgeimpften nun auch geschehen.

Natürlich können und sollen solche Todesfälle nicht angezweifelt werden, aber in der Regel kennt keiner der vor Ort impfenden Ärzten die genauen Umstände dieses Todes und weiß nichts über den Gesundheitszustand oder das soziale Umfeld des gestorbenen Kindes.

Bekannt ist nur, woran der Tote starb. Der Hinweis darauf genügt aber gewöhnlich zum Angstmachen. Reicht üblicherweise aber den meisten Müttern schon, um dem putzmunteren **eigenen** Kleinstkind, das in behüteter Atmosphäre fernab von jenem Ort gedeiht, wo das verstorbene, angeblich ungeimpfte Kind starb, nun nicht etwa nur eine Einzelimpfung verabreichen zu lassen, sondern gleich eine Mehrfachimpfung."

Übrigens: Wissen Sie, was ein **Zytokinsturm** ist? Das ist der Grund, warum gerade junge Menschen mit STARKEM Immunsystem sogar an der Grippe oder an grippalen und sonstigen Infekten STERBEN. Die Viren scheinen unter anderem die Produktion von Interferonen, normalerweise ein erster Abwehrmechanismus gegen Virusinfektionen, ausgeschaltet zu haben. Das Immunsystem attackiert ungehemmt die infizierten Zellen der Atemwege, das entzündliche Exsudat füllt die Lungenalveolen, so dass die Opfer buchstäblich ertrinken. Dasselbe kann jemandem geschehen, der sich impfen lässt und dann auf das geimpfte Virus entsprechend reagiert, nämlich mit einem Zytokinsturm…

Zusammenfassend kann man sagen:
Impfungen wurden nicht von Ärzten, sondern von medizinischen Laien erfunden und, wie bereits erwähnt, von Napoleon Bonaparte nicht aus ärztlichen, sondern aus militärischen Motiven eingeführt.
Die Impfindustrie propagiert seit damals den Glauben, die großen Seuchen der Vergangenheit seien durch Impfungen „ausgerottet" worden. Dass jene Seuchen bei uns verschwunden sind, verdanken wir in Wahrheit dem zunehmenden Wohlstand und anderen hygienischen Bedingungen. Noch einmal: Die meisten Seuchen, wie z.B. vor dem Bismarckschen Impfgesetz, waren beinahe schon verschwunden, bevor man zu impfen begonnen hatte.

Und schließlich:
Selbst wenn Sie **Impfbefürworter** sind, sollten Sie lieber lesen, was mutige Zeitungen schreiben:

„Schweinegrippe: Impfstoff hat Nebenwirkungen"
Berliner Morgenpost
Mittwoch, 5. August 2009

„Bei der Einführung eines neuen Medikaments gilt statistisch eine altbekannte Faustregel: Um eine Nebenwirkung zu finden, die einen von 10.000 Menschen betrifft, muss man zuvor mindestens 30.000 Probanden getestet haben. Für Deutschland bedeutet das: **Werden im kommenden Herbst und Winter also 25 Millionen Menschen hierzulande mit den neuen Seren gespritzt, können Nebenwirkungen auftauchen, die in den klinischen Studien niemals beobachtet worden sind."**
Ende Zitat. (Hervorhebungen vom Autor).

Besorgen Sie sich den ganzen Artikel. Sehr interessant. Und dass wir eine Zwei-Klassen-Medizin haben, wo Politiker einen „besseren „Impfstoff bekommen als die Bevölkerung", wurde in WELT KOMPAKT vom 19. Oktober 2009 auf Seite 9 enthüllt, mit der Schlagzeile „ÜBER DEN TISCH GEZOGEN! GUTE IMPFUNG, BÖ-

SE IMPFUNG“. Ja Herrgott nochmal, wenn eine solche bevorzugte Impfung wenigstens dazu beitragen würde, bestimmte Zellen unserer Politiker zu aktivieren, wäre ich ganz dafür. Aber auch hier versagt die Impfung.

Na also: Man gibt gesundheitliche Risiken bis hin zu „bösen Überraschungen“ zu. Der gesunde Menschenverstand sagt jedem durchschnittlich begabten Wesen, dass so etwas in der Kürze der Zeit nicht auszuschließen ist. In den USA wurde der Impfstoff mit dem immunverstärkenden Zusatz also bereits verboten. Wie wird man in Deutschland reagieren? Ich möchte hier mal nicht der Miesmacher vom Dienst sein und erwarte eine ähnliche Entscheidung, getragen von einem Minimum an Verantwortungsbewusstsein.

Und der Schwindel geht weiter!

Jetzt möchten Merkel und Co also mit BESSEREM Impfstoff vollgepumpt werden als der Pöbel. Woher unsere Politiker die Vorstellung nehmen, sie wären etwas Besonderes und müssten daher auch besonders bevorzugt und „ungefährlich“ geimpft werden, wird mir immer ein Rätsel bleiben. Aber es ist auch im Showgeschäft oft so. Je weniger einer kann, umso mehr trumpft er auf und redet sich wohl selbst ein, er könne etwas. Zurück zu unserer Zweiklassen-Impfgesellschaft. Sie sind eigentlich die doppelt betrogenen Betrüger. Denn: Impfung, egal WIE exklusiv, schützt vor gar nichts, schon gar nicht vor irgendwelchen Infektionskrankheiten. Da könnte ich ebenso gut Voodoo machen oder eine Glaskugel besprechen oder einen Shamanen einen „Anti-Infektionstanz“ aufführen lassen - das wäre mit Sicherheit ungefährlicher. WENN die hohen Herrschaften aus Wirtschaft und Politik sich impfen lassen, dann sind sie genauso gefährdet, die Nebenwirkungen früher oder später zu erleiden, wie der von ihnen so verachtete Pöbel, der kleine Mann auf der Straße. Nun gut. Ich gratuliere hiermit allen Bulgaren, Rumänen, Estländern, Letten, Litauern und Maltesern. Die lassen sich nämlich in ihren Ländern NICHT impfen.

Und wo die „Großen“ kräftig verdienen, da wollen paar kleine korrupte Gauner auch zulangen. Auf Bulgarien-Urlauber warten die kleinen Ganoven an der Grenze:

Schweinegrippe: „Zwangsimpfung“ in Bulgarien ablehnen

Bulgarien-Urlauber müssen sich vor einer neuen Betrugsmasche in Acht nehmen: Korrupte Grenzer wollen ihnen Geld für eine angebliche Schweinegrippe-Impfung abknöpfen, warnt der ADAC in München.
Demnach verlangen einige Beamte bei der Einreise einen Nachweis, dass der Urlauber nicht an der Schweinegrippe erkrankt ist. Weil dieser Nachweis nicht existiert und man ihn daher nicht vorlegen kann, wird ein Bußgeld oder sogar eine „Zwangs-

impfung“ verordnet. Darauf sollten Urlauber sich keinesfalls einlassen: Einen Impfstoff gegen die Schweinegrippe gibt es noch nicht, und es sei völlig unklar, was gespritzt wird.
Die bulgarische Botschaft hat den Angaben zufolge inzwischen auf die Betrugsfälle reagiert: Sie hat ein zweisprachiges Dokument unter der Adresse „mfa.bg/berlin“ ins Internet gestellt, das Betrüger abschrecken soll. Es bescheinigt Urlaubern, dass sie kein derartiges Gesundheitsattest für die Einreise benötigen.

Quelle:
http://www.arcor.de/content/reise/Service_Recht_Gesundheit/gesundheit/63062662,1,content,Schweinegrippe+Zwangsimpfung+in+Bulgarien+ablehnen.html

Dokument der bulgarischen Botschaft: http://mfa.bg/berlin/

Offiziell rät man den Reisenden in die impffreien Länder jedoch, sich TROTZDEM impfen zu lassen. Frage: Gibt es auch eine Impfung gegen die Dummheit? DAGEGEN sollten sich unsere großkopferten VIP-Herrschaften aus Wirtschaft und Politik impfen lassen. Dagegen hätte ich wirklich NICHTS einzuwenden. Diese Zweiklassenimpfung würde mir sehr gefallen.

Und der Schwindel noch geht weiter

Weil die Menschen wohl doch nicht so dumm sind, wie Albert Einstein behauptete, wollen sich immer weniger Menschen impfen lassen. Da hilft für die Milliarden verdienende Pharmalobby nur eines: Professoren bezahlen und zwar RICHTIG, damit sie dann den Leuten so richtig Angst machen, z.B. mit Bild-Zeitungs-Schlagzeilen wie vom 21. Oktober 2009 (war mein Lob voreilig?). Man lese und staune:

SCHWEINEGRIPPE!
Professor befürchtet in Deutschland
35.000 Tote

Nur 35.000? Warum so wenige? So viele (Kinder) verhungern grad mal jeden Tag auf der Welt oder werden durch Impfungen etc. verseucht. Warum warnt uns der gute Professor nicht davor, dass JEDES JAHR ÜBER ZEHNTAUSEND MENSCHEN AN DER „NORMALEN“ GRIPPE STERBEN? TROTZ IMPFUNGEN! ZEHN MILLIONEN UND MEHR BEKOMMEN JEDES JAHR DIE GRIPPE TROTZ IMPFUNGEN! Die meisten von ihnen sind nämlich geimpft gegen das, was sie dann doch bekommen.

30 Millionen Infizierte, warnt der Professor. NA UND? Die Infektion IST bereits die Impfung. Das sitzt, steht oder liegt man halt aus. Man wünschte sich manchmal, es gäbe einen großen Knall, und den Leuten würden die Augen geöffnet bezüglich dieser Manipulationen aus Politik, Presse und Pharmaindustrie. Aber was soll's, ich habe das Meine getan. Tun Sie nun bitte das Ihre und VERBREITEN SIE DIE BOTSCHAFT. Schenken Sie zwei Freunden zwei Bücher *DER IMPFWAHNSINN* und die sollen das selbe tun.

Ihr Christian Anders
Der einsame Rufer in der Wüste

P.S.
Übrigens: Der WIRKLICH clevere V.I.P. aus Wirtschaft, Politik und Showbusiness lässt sich zwar impfen, aber mit einem ungefährlichen PLACEBO und überzeugt damit den Rest der Bevölkerung, sich auch impfen zu lassen, natürlich mit dem WIRKLICHEN Impfgift. Das wird schon seit JAHRZEHNTEN in der Welt so praktiziert. (Präsident Ford lässt grüßen! Denken Sie an das Video?)

P.P.S.
Dass Impfungen nur perverse illuminative Bilderberger-Vorwände dafür sind, dass man RFID und andere nanogroße Chips zum Zwecke der Bevölkerungskontrolle in uns einpflanzen will, vermute ich schon lange, kann es aber nicht beweisen, darum halte ich mich zurück...

Aber der Bevölkerungsreduzierungsplan der Bilderberger - Illuminaten gesteuerten Impfbefürworter, Medien und Pharmakonzerne scheint zu funktionieren. Es gibt bereits die ersten Impftoten und an die 200 Impfkranke. Man lese und staune. Laut Bericht der BZ vom 26. Oktober 2010 und der schwedischen Zeitung „Expressen" sind von tausend gegen Schweinegrippe geimpfte Menschen bereits vier gestorben und 190 erkrankt. Rechnen Sie das mal hoch auf MILLIONEN Geimpfte, dann wissen Sie, was uns erwartet, wenn es tatsächlich soviele Menschen gibt, die sich impfen lassen. Ich sage voraus: Der Tag wird kommen, an dem diese kriminellen Impflobby-Herrschaften bezahlen werden für ihre Verbrechen. Und ich sage voraus, dass es in bälde WELTWEITE PROZESSE gegen die Impfindustrie und ihre Kumpane geben wird....

Die Verblödungskampagne durch Medien und Pharmakonzerne bezüglich Schweinegrippe erreicht nun ihren Höhepunkt durch die EU. Diese warnt folgendermaßen:

„Schweinegrippe-Virus wird aggressiver - Jeder dritte Europäer könnte erkranken“

„EU-Gesundheitskommissarin Vassiliou warnt: Es sei zu befürchten, dass sich das Virus im Laufe der kommenden Monate verändern werde. „Nach allem, was wir wissen, können sich bis zu 30% der Bevölkerung mit der Schweinegrippe infizieren.“ In diesem Fall müsse dann auch mit einer „erheblichen Zahl“ von Toten gerechnet werden. „Wir müssen wachsam bleiben“, sagte Vassiliou. Die EU-Gesundheitskommissarin warnte zugleich vor den Folgen der Schweinegrippe für die Konjunktur. Die möglichen wirtschaftlichen und sozialen Folgen der Schweinegrippe dürften nicht vernachlässigt werden. „Die wirtschaftliche Erholung in der EU könnte durch die Schweinegrippe geschwächt werden“, sagte Vassiliou. Vor allem Wirtschaftszweige wie Tourismus oder Freizeitindustrie könnten demnach Einbußen erleiden.“ Wegen höherer Krankenstände und weniger Konsum infolge von Unsicherheit seien außerdem eine niedrigere Produktivität und Störungen der Produktionsabläufe in den Unternehmen denkbar.“ Ende Zitat.*

Ja, klar, einer muss doch schuld sein. Und dann sind alle, die sich nicht gegen die Schweinegrippe impfen ließen, auch gleich noch schuld an der Finanzkrise, dem Bankencrash, der Staatsverschuldung...

Apropos „verändern“ des Virus: Mit „verändern“ meint die Dame „mutieren“. Verzeihen wir ihr die mangelnde Sachkenntnis in dieser Angelegenheit. Ich hoffe nicht, dass Frau Vassiliou auch noch blond ist. Dies würde zu sehr dem Vorurteil entsprechen, und das wollen wir doch nicht, oder? Also: Wenn das Virus mutiert bzw. sich verändert, dann hilft doch SOGAR LAUT ROBERT KOCH INSTITUT das Impfmittel sowieso nicht mehr. Für wie dumm hält man eigentlich den schweißgebadeten, um sein Leben fürchtenden Steuerdeppen, also den Untertan, der diesen Schwindel auch noch finanziert?

Und weil wir einmal beim Schwindel sind, kommen wir gleich noch zu einem weiteren, dem

---

* Quelle:
http://magazine.web.de/de/themen/gesundheit/krankheiten/9190348-EU-Jeder-dritte-Europaeer-koennte-Schweinegrippe-bekommen,articleset=9141932.html

DER BRUSTKREBS-SCHWINDEL
oder
Die Krebs erzeugende Mammografie

Statt „Der Brustkrebs-Schwindel" müsste es eigentlich heißen:

DER SEIT JAHREN VON CHRISTIAN ANDERS IN SEINEN BÜCHERN ANGEPRANGERTE MAMMOGRAFIE - BRUSTKREBSSCHWINDEL IST NUN VON DER WISSENSCHAFT BESTÄTIGT WORDEN!

Lieber Leser,
wenn ich Anwalt wäre, würde ich in kürzester Zeit MILLIONEN verdienen, denn ich würde jede Menge Ärzte wegen GEFÄHRLICHER KÖRPERVERLETZUNG bzw. VERSTÜMMLUNG verklagen und MILLIONENSUMMEN im Namen der geschädigten Patienten fordern und auch erhalten, denn:
Jeder dritte Brusttumor ist völlig ungefährlich. Früherkennung von Brustkrebs führt zur unnötigen Diagnose und Behandlung (Brustamputation etc.) vieler an sich ungefährlicher Tumore. Dies haben jetzt dänische Forscher in einer Studie festgestellt. ICH BEHAUPTE DAS BEREITS SEIT JAHRZEHNTEN, werde regelmäßig dafür ausgelacht und bedroht! Und doch ist es so. Jedes dritte bei einer Mammografie festgestellte Karzinom würde den betroffenen Frauen auch OHNE THERAPIE keine Probleme bereiten. Fragen Sie Peter Götzsche. Wer das ist? Peter Götzsche ist Mitarbeiter des Nordic Cochrane Centers in Kopenhagen. In diesem Institut verglich man in fünf Ländern, als da sind Großbritannien, Schweden, Norwegen, Australien und Kanada, die Krebsraten in den Jahren vor und nach Einführung von Screening Programmen, wie sie auch in Deutschland üblich sind. Und man erkannte, was ich seit Jahrzehnten predige:

Die meisten Ärzte können NICHT zwischen gefährlichen und harmlosen Tumoren unterscheiden. Sie behandeln alle Geschwulste gleich mit Rausschneiden. Da verdient man ja auch mehr Geld als wenn man sagen würde: Keine Angst, das Ding bildet sich VON SELBST zurück. Denn: Was auf alle viralen Krankheiten zutrifft, trifft auch auf Krebs zu (denn auch Krebs ist eben eine VIRALE Krankheit), sie bilden sich meist VON SELBST zurück. Alles, was zu tun ist, sind Isolation und Verbesserung der Hygiene. Aus, Ende. Mehr ist nicht zu tun. Alles andere ist Panikmache und GELDSCHNEIDEREI. Nun gehen sogar deutsche Experten davon aus, dass bei der Brustkrebs-Früherkennung auf ein gerettetes Leben ZEHN ÜBERDIAGNOSEN kommen. Na, Prost Mahlzeit.

Und wo, geneigter Leser, findet man nun diese Nachricht, findet man die Bestätigung dessen, was ich seit Jahren predige? Schlagzeile Bildzeitung? Nö. ZDF, ARD ODER RTL SENSATIONSMELDUNG? NÖ!

Im „Tagesspiegel“ vom 26.11.2008 in einem kleinen Nebenkapitel? JA! DA FINDET MAN DAS!
Und nun zum

MAMMOGRAFIE-SCHWINDEL

In *DER MANN DER AIDS ERSCHUF* schreibe ich als Dr. Wolf Szmuness:

„MAMMOGRAFIE. Ich bin kein Onkologe per se, aber ich vermute bereits seit 1956, dass das ganze Geschäft orthodoxer Krebsbehandlung nicht viel wert ist. Als ich noch Chef der epidemiologischen Abteilung am Institut für graduierte Ärzte in Saporoshje (Ukraine), war, hatte ich schon über Hardin Jones, Arzt, Professor der medizinischen Physik und Physiologie an der Universität von Berkeley, Kalifornien, gehört und gelesen. Er legte dar, dass Bestrahlung, Chirurgie und Chemotherapie als Krebsbehandlung höchst zweifelhaft sei. Als ich 13 Jahre später nach New York kam, hörte ich, wie Jones erklärte, dass Krebspatienten ohne jegliche Behandlung länger lebten als solche, die eine Behandlung erhalten hatten. Ich zitiere Prof. Jones: „Bei einer bestimmten Art von Krebs lebten Leute, die Behandlung ablehnten, im Durchschnitt 12 ½ Jahre. Diejenigen, die Chirurgie und andere Behandlungsarten akzeptierten, lebten im Durchschnitt nur 3 Jahre. Ich schreibe das der traumatischen Auswirkung, die Chirurgie auf den natürlichen Verteidigungsmechanismus des Körpers hat, zu. Der Körper hat eine natürliche Art der Verteidigung gegen jede Art von Krebs.“

„Was die Entwicklungsdauer bösartiger Tumore vor der Behandlung anbelangt, gibt es keine Studien, die die vieldiskutierte Beziehung zwischen frühzeitiger Entdeckung und günstigeren Überlebenschancen nach der Behandlung beweisen... Es existiert die Möglichkeit, dass Behandlung die durchschnittliche Situation verschlechtert.“

Die Patientin wird pro Mammografie 4000 Millirem ausgesetzt. Der deutsche Kernphysiker Horst Kuni stellt fest: „Röntgenstrahlen können in der menschlichen Zelle Schaden sogar bis in die Nachkommenschaft des Patienten verursachen. Zukünftige Generationen werden demzufolge durch Röntgenstrahlen verursachte Krankheiten mehr zu fürchten haben als Atombombenversuche.

So sind die nuklearen oder biologischen Tests bei weitem nicht die größte Gefahr für die menschliche Rasse, sondern die Millionen medizinischer Röntgengeräte auf diesem Planeten.“

All diese Schlussfolgerungen wurden, rate mal von wem, ja von der ACS (Amerikanischen Krebsgesellschaft) natürlich IGNORIERT. Aber Tatsache ist: Die orthodoxe Krebsbehandlung verkürzt das Leben des Patienten. Man kann sogar noch weiter gehen und sagen, dass die orthodoxe Behandlung tatsächlich Krebs **verursacht.** 1974

schrieb Professor Malcolm C.Pike, medizinische Schule der Universität von Südkalifornien, an das nationale Krebsinstitut: „Eine Frau unter 50 routinemäßig mit Mammografie zu untersuchen ist nahezu unethisch.“ 1½ Jahre später reagierte das NCI und kündigte das Ende routinemäßiger Mammografien für Frauen unter 50 an. Aber später vergaßen sie es irgendwie und jetzt befürworten sie die Mammografie wieder für alle Frauen. Wenn das nicht kriminell ist, dann weiß ich nicht, was es ist. Passt auf, ihr Frauen! Das NCI möchte euch glauben machen, dass Brustkrebs im frühen Stadium heilbar sei (mit orthodoxer Behandlung) und euch so veranlassen, eine Mammografie machen zu lassen. Aber sie lügen! Und sie wissen, dass sie lügen. Ich werde euch ein drastisches Beispiel aufzeigen: Eine junge Frau unterzieht sich 5 Jahre lang jedes Jahr der Mammografie. Erstes Jahr: alles in Ordnung; zweites Jahr: in Ordnung; drittes und viertes Jahr: alles in Ordnung. Aber vielleicht im **fünften** Jahr entdeckt die Mammografie „frühzeitigen“ Krebs. Der Arzt sagt: „Braves Mädchen. Danke Gott, dass du regelmäßig zur Mammografie warst. Andernfalls wüsstest du nicht, dass du Brustkrebs hast. Nun wollen wir dich also behandeln (schneiden, Medikamente verabreichen, bestrahlen).“
Und sie denkt auch: ‚Gott sei Dank, dass ich jährlich zur Mammografie war. Andernfalls hätte ich Brustkrebs, ohne etwas davon zu wissen’, aber die Wahrheit ist, dass es möglicherweise 5 Mammografien gedauert hat, ihr den Krebs zu GEBEN. Nach 5 Bestrahlungsattacken konnten die Zellen in ihrer Brust nicht mehr widerstehen. Die Krebsmikrobe ist immer vorhanden, sie verändert aufgrund ihrer pleomorphen Natur nur ihre Struktur von gutartig zu bösartig und entwickelt sich zu einem Tumor. Nun, da sie (die Ärzte) dir Krebs gaben, machen sie dich, sozusagen fertig. Die Behandlung, die alle Arten der Bestrahlung und auch, zum Beispiel, Biopsie fortsetzt, gibt dir den Rest. Die Biopsie verbreitet den Krebs jetzt tatsächlich und vollständig, denn sie befreit den Krebstumor aus seiner fixierten Position. Chemotherapie und Chirurgie vollenden den Job, indem sie mehr und mehr Krebszellen zerstören, was (zuerst) eine Besserung auslöst, aber dann verändern sich die zerstörten Krebsmikroben, die pleomorph sind, zu Zillionen von Viren, die sich, transportiert vom Blutkreislauf, in alle Teile des Körpers verbreiten und Metastasen verursachen, was nichts anderes ist als das Verlagern der Krankheit, von einem Teil oder Organ des Körpers zu einem anderen nicht damit verwandten, wie beim Transfer der krankheitserregenden Organismen durch Mammografie, gefördert durch Biopsie und vielleicht Chirurgie und völlig entfesselt durch Chemotherapie und Bestrahlung. So lassen sie dich zu Tode verfaulen und das ist das Ende bzw. der letzte Akt eines Dramas, der letzte Vorhang, heruntergelassen von „ihnen“. Du möchtest immer noch eine Mammografie machen lassen? Du musst eine selbstmörderische Natur haben.“
Ende Zitat.

Die folgende Aussage ist eine sehr heikle und endet darum mit einem Fragezeichen:

DAS RIFE UNIVERSALMIKROSKOP, DIE HEILUNG ALLER VIRAL VERURSACHTEN KRANKHEITEN?

Wer war Raymond Royal Rife? Das erfährt man ebenfalls in meinem Buch *DER MANN DER AIDS ERSCHUF*.

WARUM könnte die Weiterentwicklung seines Universalmikroskops die Heilung für ALLE Infektionskrankheiten sein? Das erfahren Sie jetzt in folgendem Kapitel:

SCHWINGUNG - DER HEILER DER ZUKUNFT? oder KANN SCHWINGUNG KREBS HEILEN?

In „The Cancer Cure that worked" zitiert Barry Lynes Raymond Royal Rife:

„Der primäre Grund, dass Viren niemals in ihrer wirklichen Form im Zusammenhang mit einer Krankheit beobachtet worden sind, besteht darin, dass die besten Standard-Forschungsmikroskope sie nicht zeigen werden; erstens auf Grund des Mangels an ausreichender Vergrößerung und zweitens wegen der Winzigkeit dieser Partikel. (Bevor Sie frohlocken, Dr. Lanka, bitte erst mal GUT WEITERLESEN. Christian Anders) Es ist unmöglich, sie mit irgendeiner bekannten Methode oder Technik, die Säure oder Anilinfarbstoff nutzen, einzufärben, also wurde ein Ersatzfarbstoff gefunden. Die Viren wurden eingefärbt mit einer Lichtfrequenz, die abgestimmt ist mit den chemischen Bestandteilen des Teilchens, des Virus also oder des Mikro-Organismus. Die Sichtbarkeit des Teilchens, des Virus oder Mikro-Organismus wird durch das Nutzen der Leitstrahlen der patentierten Rife-Mikroskop-Lampen erreicht, die durch eine Serie rotardierender Quarzprismen im Universalmikroskop strahlen, von dort durch den Objektträger, der die Proben enthält und weiter bis zum Okular. Die Rotation der Lichtströme in den Quarzprismen kontrolliert die Zu- oder Abnahme der Lichtfrequenz. Mit vollständiger Kontrolle der Beleuchtungseinheit wird eine Frequenz geschaffen, die abgestimmt ist auf die chemischen Bestandteile des Virus in seinem tatsächlichen chemischen Brechungsindex. Die Kontrolle der Beleuchtung (im Universalmikroskop) ist der wichtigste Faktor beim Sichtbarmachen des Virus eines jeden pathogenen Mikro-Organismus. Das kann mit keiner konventionellen Lichtquelle erreicht werden. Das zeigt, warum es anderen Forschungsgruppen nicht gelungen ist, das Krebsvirus zu finden.

Lassen Sie mich noch mehr Informationen über das Rife-Mikroskop und seine Funktionsweise präsentieren. Das sind Tatsachen, Dokumente aus der Vergangenheit, die beweisen, dass das Mikroskop, mit dem man den Krebs entdecken kann, tatsächlich existierte. Lesen Sie, was die Zeitung 'Los Angeles Times' am 22. November 1931 über das Rife-Mikroskop schrieb: „Wissenschaftliche Entdeckungen von größter Bedeutung, einschließlich einer Besprechung des stärksten Mikroskops der Welt, das nach 14 Jahren harter Arbeit kürzlich von Dr. Royal R. Rife aus San Diego fertig gestellt wurde, wurden am Freitag Abend Mitgliedern der Ärzteschaft, Bakteriologen und Pathologen bei einem Essen, das von Dr. Milbank Johnson zu Ehren von Dr. Rife und Dr. A. I. Kendall gegeben wurde, besprochen."

„Der Typhusbazillus ist nicht filterbar und groß genug, um einfach mit allgemeinen Mikroskopen betrachtet zu werden. Durch die Verwendung von „Medium K", sagte Dr. Kendall, kann der Organismus so verändert werden, dass er mit normalen Mikroskopen nicht gesehen werden kann und dass er klein genug wird, um ultra-mikroskopisch oder filterbar zu sein. Dann kann er wieder zur mikroskopischen oder nicht filterbaren Form zurückverändert werden."

Immer noch nicht überzeugt? Hier ist eine Illustration eines Bildes von Dr. Royal Raymond Rife's Mikroskop (1933):

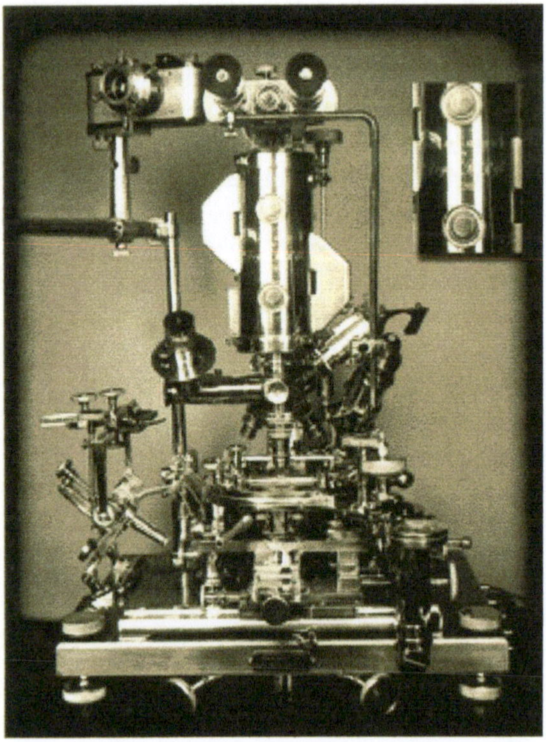

Und wenn es immer noch Zweifel gibt über die exakte Visualisierung der Proben unter dem Rife-Mikroskop, dann lesen Sie bitte diesen Artikel von Rosenow, datiert am 26. August 1932, veröffentlicht im 'Wissenschaftsmagazin':

„Die Untersuchung von Proben unter dem Rife-Mikroskop, die Objekte beinhalten, die mit dem gewöhnlichen Mikroskop sichtbar sind, lässt keinen Zweifel an der exakten Visualisierung der Objekte oder besonderer Substanzen durch direkte Beobachtung bei extrem großer Vergrößerung schätzungsweise 8000 mal vom Durchmesser), die mit diesem Instrument erzielt wird."
Ende Zitat

Ich, (Christian Anders), sollte hier hinzufügen, dass Rife seine Mikroskope ständig verbesserte, womit er sogar die Kraft des Elektronenmikroskops, das 1940/41 gebaut wurde, übertraf! Rife warf einen Blick darauf und sah, dass es seinen Kreationen unterlegen war. Warum? Rifes Mikroskop konnte lebende Organismen sehen, während das Elektronenmikroskop seine Proben tötete. Von diesem Moment an bis heute sehen unsere Wissenschaftler nur bakteriologische Leichen, wenn sie durch ihre Elektronenmikroskope sehen. Sie wissen sogar nicht einmal, wie ein lebender Mikroorganismus wirklich aussieht. Ist es nicht an der Zeit, dass wenigstens einer von ihnen aufwacht und ernsthaft an einem Heilmittel für AIDS und Krebs arbeitet, geleitet von den wissenschaftlichen Hinweisen in diesem Buch? Wissenschaftler wie Dr. Livingston-Wheeler glaubten an Rife und an Pleomorphismus, obwohl sie den Weg zum Heilmittel über Impfstoff und Ernährung suchten. Später mehr über sie. Aber sogar DAS war gegen die Interessen der Geschäftswelt, die nur Chirurgie, Bestrahlung und Chemotherapie als Behandlung gegen Krebs akzeptierte. Wo kommen wir denn da hin, wenn jemand gleich geheilt wird? Damit kann man doch kein Geld verdienen!!

Und dennoch: Glauben Sie nicht, dass wir in Anbetracht des hohen technischen Standards von heute in der Lage sein sollten, ein Mikroskop, das 50 Jahre oder älter ist, nachzubauen? Natürlich sind wir es! Also machen wir es doch! Und machen wir es schnell! Der nächste Schritt wäre, Rifes Frequenzinstrument nachzubauen, welches die heilenden elektromagnetischen Schwingungen ausstrahlt und wenn ich sage, nachzubauen, dann meine ich nicht, dass wir ausschließlich Rifes Beschreibung folgen sollten. Benutze es als Richtlinie, aber folge deiner eigenen Fantasie. Ich erinnere mich an die wissenschaftliche Autorin Jane Goodfield. Sie fragte Professor Szmuness:
„Was ist das Wichtigste bei einem Wissenschaftler?" Und sie war erstaunt, als ich antwortete: „Fantasie. Nicht so viel harte Arbeit, aber Fantasie. Ohne Fantasie wirst du niemals ein guter Wissenschaftler sein."

Also gut, dann nutzen wir doch unsere Fantasie, folgen meinen Vorschlägen in diesem Buch und man wird ein Heilmittel für AIDS und Krebs in kurzer Zeit finden. Die AMA, die ACS, die FDA usw. möchten uns weismachen, dass das Rife-Mikroskop und die Rife-Frequenzmaschine ein Mythos sind und dass sie niemals existierten. Deshalb werde ich an dieser Stelle als Beweis mehr dokumentiertes Material als einfach nur meine eigene Meinung präsentieren, aber ich betone, dass ich aus ganzem Herzen mit Royal Raymond Rife und seinem Weg, Viruskrankheiten zu heilen, übereinstimme. Ich möchte auch hinzufügen, dass es sogar noch mehr Alternativen oder Wege, sich mit AIDS und Krebs zu beschäftigen, gibt und dass ich diese Wege später im Buch präsentieren werde.

Hier nun mehr dokumentierte Beweise für die Tatsache, dass Royal Raymond Rifes Frequenzmaschine existierte, wie sie arbeitete und dass sie tatsächlich Krebs heilte. Die 'Evening Tribune' aus San Diego schreibt am 6. Mai 1983: „Der Mann aus San Diego, der von vielen als wahrhaftes Genie bewundert wird, hat mit wichtigen Studien, Erfindungen und Entdeckungen einer unglaublich breiten und vielfältigen Auswahl von Spezialgebieten experimentiert. Diese Gebiete reichen von Ballistik und der Konstruktion von Rennautos bis hin zur Optik und vielen gleichermaßen tiefgründigen Wissenschaften. Und 1920 untersuchte er die Möglichkeiten der Elektro-Behandlung von Krankheiten. Es war um diese Zeit, als er diese individuellen Unterschiede in den chemischen Bestandteilen der Krankheitsorganismen erkannte, die Indikation von Elektro-Merkmalen sah und die elektrische Polarität in den Organismen beobachtete."
„Willkürliche Vermutungen bei der Beobachtung entfachten plötzlich einen überraschenden, erstaunlichen Gedanken in seinem Kopf."
„Was würde passieren, wenn ich diese Organismen unterschiedlichen elektrischen Frequenzen aussetze?", fragte er sich.

Plötzlich war das Frequenzinstrument das Stadtgespräch. Hier kann man aus Rifes eigenen Worten nachvollziehen, was ein Frequenzinstrument ist und wie es arbeitete. Er schreibt 1953 über Dinge, die sich 1934 ereigneten: „Bei der Behandlung durch das Frequenzinstrument wird kein Gewebe zerstört, kein Schmerz wird gefühlt, kein Geräusch ist hörbar und keine Gefühlsregung wird empfunden. Eine Röhre leuchtet auf und 3 Minuten später ist die Behandlung beendet. Das Virus oder die Bakterie ist zerstört und der Körper erholt sich selbst auf natürlichem Wege vom toxischen Effekt des Virus oder der Bakterie. Mehrere Krankheiten können gleichzeitig behandelt werden."
„Die erste klinische Anwendung bei Krebs, die von einem speziellen medizinischen Forschungskommittee der Universität von Südkalifornien beaufsichtigt worden war, wurde unter der Leitung von Milbank Johnson, Arzt, durchgeführt. 16 verschiedene bösartige Fälle wurden in der Klinik behandelt. Nach 3 Monaten wurden 14 der so genannten hoffnungslosen Fälle vom Personal, bestehend aus fünf Ärzten und Dr. Alvin

G. Foord, Arzt und Pathologe der Gruppe, als geheilt betrachtet und entlassen. Die Therapie bestand aus einer **3-minütigen** Anwendung des Frequenzinstruments, was auf die tödliche Schwingungsrate für 'BX' oder Krebs eingestellt war (in 3-tägigen Intervallen). Es wurde herausgefunden, dass durch diese Zeit zwischen den Behandlungen bessere Ergebnisse erzielt werden als bei den Fällen, die täglich behandelt werden. Das gibt dem Lymphsystem Gelegenheit, die toxischen Stoffe, die von den abgetöteten Partikeln des 'BX'-Virus produziert werden, zu absorbieren und abzustoßen. Bei keinem der Fälle war während oder nach der Behandlung mit dem Frequenzinstrument ein Anstieg der Körpertemperatur über normal zu beobachten. Bei keiner der klinischen Behandlungen wurde eine spezielle Diät angewandt, wir glauben jedoch ernsthaft, dass eine für den Einzelnen zusammengestellte richtige Diät von Nutzen wäre."

Lesen Sie bitte, was Dr. James Couche 1956 über Royal Rifes krebsheilendes Frequenzinstrument zu sagen hatte.
„Ich möchte diese historische Aufzeichnung machen über die erstaunlichen wissenschaftlichen Wunder bezüglich der Wirksamkeit der Frequenzen von Dr. Royal R. Rifes Frequenzinstrument..."
„Als man mir im Ellen Scripps-Haus in der Nähe des Scripps-Instituts, Annex, vor 22 Jahren über Dr. Rife und sein Frequenzinstrument erzählte, ging ich hin, um es mir anzusehen und ich interessierte mich sehr für die Fälle, die er dort hatte. Und was mein Interesse mehr weckte als alles andere, war ein Mann mit Magenkrebs. Rife arbeitete um diese Zeit mit Milbank Johnson, Arzt, zu dieser Zeit Präsident der Medizinischen Gesellschaft von Los Angeles, zusammen, einem sehr wohlhabenden Mann und ein großer Mann in der medizinischen Welt - der größte in Los Angeles. Rife hatte dessen Nebengebäude für seine Demonstrationen für einen Sommer gemietet."

„In dieser Zeit sah ich viele Dinge, aber was mich am meisten beeindruckte, war ein Mann, der im letzten Stadium von Krebs auf einen Tisch zu taumelte; er war nur Haut und Knochen. Als er auf dem Tisch lag, sagten Dr. Rife und Dr. Johnson: „Fühlen sie den Magen dieses Mannes." So legte ich meine Hand auf die Vertiefung, unter der sein Magen war und es war fast nur ein Hohlraum, weil er so dünn war; sein Rückgrat und sein Bauch berührten einander fast."

„Ich legte meine Hand auf seinen Magen, der nur eine feste Masse war, was auch immer unter meiner Hand war, es hatte irgendwie die Form eines Herzens. Es war absolut fest! Und ich dachte mir, für den Mann kann man nichts mehr tun. Sie verabreichten ihm jedoch die Behandlung mit den Rife-Frequenzen und im Laufe von sechs bis acht Wochen erholte sich der Mann zu meinem Erstaunen völlig. Es ging ihm so gut, dass er um Erlaubnis bat, nach El Centro zu fahren, weil er dort eine Farm hatte und nach seinem Vieh sehen wollte. Dr. Rife sagte: „Sie haben jetzt nicht die Kraft, nach El Centro zu fahren."

„Oh, ja“, sagte er, „die habe ich, aber ich habe auch einen Mann, der mich dahin fährt.“

„Ich sah andere Fälle, die sehr interessant waren. Dann wollte ich eine Kopie des Frequenzinstruments. Ich kaufte schließlich eins dieser Frequenzinstrumente und stellte es in meinem Büro auf.“

„Im Laufe von 20 Jahren sah ich viele bemerkenswerte Dinge daraus resultieren.“

„Ich hatte einen mexikanischen Jungen, neun Jahre alt, der Osteomyelitis des Beines hatte. Er wurde im Mercy Krankenhaus behandelt. Seine Ärzte schabten ihm jede Woche die Knochen aus. Es war eine Quälerei für das Kind, weil sie ihm niemals etwas gaben, sie stachen einfach hinein und säuberten die Wunde, und der Terror dieses Jungen war schrecklich. Er trug eine Schiene und ging an Krücken. Seine Familie brachte ihn ins Büro. Er war in Angst und Schrecken, dass ich ihn genauso stechen würde, wie die anderen Ärzte es gemacht hatten. Ich versicherte ihm, dass es nicht weh tun würde. Noch mit Verband und Schiene wurde ihm die Behandlung gegeben. In weniger als zwei Wochen Behandlung war die Wunde vollständig geheilt und er nahm seine Schienen ab und warf sie weg. Er ist jetzt ein großer kräftiger Mann und hatte niemals wieder einen Rückfall an Osteomyelitis. Es hat viele solche Fälle gegeben.“

Dr. Milbank Johnson, ein medizinisches Schwergewicht in kalifornischen Kreisen, beschreibt das Frequenzinstrument wie folgt: „Das Grundprinzip dieses Gerätes besteht in der Kontrolle der gewünschten Frequenz. Diese Frequenzen variieren nach dem zu behandelnden Organismus.“
„Die eingestellte Frequenz kontrolliert den Eingangsoszillator, durchläuft der Reihe nach sechs Phasen der Verstärkung, von denen die letzte Phase eine 50 Watt Ausgangsröhre betreibt.“
„Die Frequenz wird mit ihrer Trägerwelle in eine Ausgangsröhre übertragen, die der Standard-Röntgenröhre ähnelt, aber mit einem anderen inaktiven Gas gefüllt ist. Diese Röhre fungiert als Richtungsantenne.“
„Die regulierbare Kontrolle dieser Frequenzen ist deshalb so wichtig, weil jeder pathogene Organismus, der behandelt wird, eine unterschiedliche chemische Zusammensetzung hat und es bedarf einer unterschiedlichen Frequenz der Schwingungsrate, ihn zu zerstören.“

Im Mai 1938 gingen vierzehn Frequenzinstrumente in Produktion - zwei für England, eins für Dr. Homer, eins für Dr. Arthur Yale, zwei für Ärzte aus Arizona und acht für Ärzte aus Südkalifornien.

Bevor ich noch mehr dokumentierte Beweise dafür präsentiere, dass Rifes Frequenzinstrument Personen mit bösartigen Tumoren und unheilbarem Krebs, die von jedem anderen Arzt bereits aufgegeben worden waren, geheilt hat, lassen sie mich noch aus einem weiteren Artikel über Rifes Wundermaschine zitieren. Die 'Evening Tribune' aus San Diego schreibt am 6. Mai 1928 über die Frequenzmaschine von Rife:

„Was der Lichtstrahl mit dem Organismus macht, um ihn unschädlich zu machen, ist eben noch nicht bekannt. Weil jeder Organismus eine andere Wellenlänge erfordert, kann es sein, dass es, was auch immer diesen winzigen Mördern des Menschen widerfährt, etwas Ähnliches ist wie das Phänomen, das auftritt, wenn eine Stimmgabel in Schwingungen versetzt wird durch Klangwellen, die von einer anderen Stimmgabel ausgesandt werden, die in der Nähe angeschlagen worden ist..

„Rife denkt, dass die tödlichen Frequenzen für verschiedene Krankheitsorganismen in den Organismen selbst existieren. Wenn das die Erklärung ist, bedeutet das, dass der Rife-Lichtstrahl wahrscheinlich bewirkt, dass der Krankheitsorganismus sich auflöst bzw. zerfällt, so wie eine Vase und ein Glas. Mehrere Beweisstücke zeigen, dass genau das passiert..."

„Wenn der Lichtstrahl auf sie gerichtet ist, sieht man, dass sie sich recht seltsam 'benehmen'; einige Arten zerfallen buchstäblich, andere krümmen sich wie im Todeskampf und schließen sich schließlich zusammen zu unbeweglichen tödlichen Trauben."

„Nur kurz den eingestellten Frequenzen ausgesetzt gewesen zu sein, so erläuterte Rife, bringt die vernichtende Reaktion innerhalb von Sekunden."

„Nachdem die Organismen bombardiert worden sind, so zeigt der Laborbericht, waren sie tot. Sie sind abgetötet worden - sie zeigen kein Leben mehr, vermehren ihre Art nicht und produzieren keine Krankheiten, wenn sie in den Körper von Versuchstieren eingestreut werden."

„Jetzt, berichtete er, ist die Tödliche Schwingungsrate (TSR) für viele, viele Organismen gefunden und dokumentiert worden und der Lichtstrahl kann auf die dokumentierte Frequenz eines Keims eingestellt werden und richtet sich gegen diesen Organismus mit der Sicherheit, dass er abgetötet wird."

Und was die Sicherheit und die fortgeschrittene Entwicklung des Frequenzinstruments anbelangt, schreibt Rife persönlich:

„Ich bediene das Frequenzinstrument seit 1921, und ich habe beobachtet, wie es in Design und Funktionsweise besser geworden ist im Zuge des Fortschrittes auf dem Gebiet der Elektronik."

„In den vielen Jahren, in denen ich diese Ausrüstung für meine Forschungen nutzte, habe ich niemals an einer Verletzung oder an einem Krankheitseffekt irgend welcher Art gelitten. Ich fand es verlässlich in der Funktionsweise und wirksam von den Ergebnissen her. Das neuste Modell ist unfehlbar und einfach zu bedienen."

Ist es so schwer zu verstehen? Das Krebsvirus existiert, es kann die Form verändern und es kann zerstört werden. Die Frage bleibt. Gibt es mehr Beweise dafür, dass Rifes Frequenzinstrument tatsächlich Krebs geheilt hat, dass diese Methode der elektrischen Behandlung von Viruskrankheiten funktionierte? Hier sind mehr dokumentierte Beweise. Benjamin Cullen, der 1934 eine Behandlung in einer Krebsklinik, bei der eine Rife-Maschine benutzt wurde, genau beobachtete, erinnerte sich: „Er (der Patient) hatte einen bösartigen Tumor über das ganze Gesicht und den Nacken verteilt. Es war eine blutige Masse. Einfach schrecklich. Nur eine rote blutige Masse. Es hatte das ganze Gesicht befallen. Es hatte bereits ein Augenlid am Grund des Auges zerstört. Es hatte ebenfalls den unteren Teil des Ohrläppchens zerstört und hatte auch schon die Wangengegend, die Nase und das Kinn befallen. Er war ein Bild für die Götter."

„Aber alles, was nach sechs Monaten (nach der Behandlung) noch übrig war, war ein kleiner schwarzer Fleck auf einer Seite des Gesichts und der war so beschaffen, dass man sah, er würde bald abfallen. Nun war dieser Mann 82 Jahre alt. Ich habe noch niemals so etwas gesehen. Die Freude, wieder eine liebliche, saubere Haut zu haben, wie die Haut eines Babys!"

Einer von Rifes Mitarbeitern schreibt 1958:
„Er kam schließlich an einen Punkt, wo er nach Jahren der Isolation, Erklärung und Reinigung dieser filterbaren Formen in zwei Wochen Krebs bei Meerschweinen produzieren konnte. Er versuchte es mit Ratten, Meerschweinchen und Kaninchen, fand aber schließlich, dass er seine Anstrengungen auf Meerschweinchen und weiße Ratten beschränken konnte, weil jedes verdammte Vieh sein Liebling war. Und er führte die Operationen an ihnen mit äußerster Gewissenhaftigkeit, die man sein ganzes Leben noch nicht gesehen hat, aus. Kein Arzt kann diese Gewissenhaftigkeit jemals erreichen."
Dr. Milbank Johnson schreibt an Dr. Joseph D. Heitger, einen Augenspezialisten aus Louisville, Kentucky:
„Ich schloss meine Klinik am 28. Mai, nachdem ich sie 8 Monate geleitet hatte. Unsere besonderen Anstrengungen im letzten Winter zielten darauf ab, am Grauen Star zu arbeiten, und während wir eine Anzahl anderer Infektionskrankheiten (wenn Grauer Star eine Infektion ist) behandelten, war unsere grundlegende Arbeit immer noch auf das Auge ausgerichtet."
„Die Anwendung des Rife-Lichtstrahls, wie wir ihn verwendet haben, stellt in der großen Mehrzahl der Fälle die volle Sehkraft des Auges wieder her, was bedeutet, der Abschnitt 'Sehstörungen' ist den Unzulänglichkeiten des Objektivs zuzuschreiben. Wie es funktioniert und warum es funktioniert, weiß ich nicht."

Wir können einigen verlegenen und, ich hoffe, auch beschämten Wissenschaftlern, besonders Wissenschaftlern von der AMA, gar nicht genug Beweise präsentieren, dass das Heilmittel für Krebs seit mehr als 50 Jahren existiert. Alles, was sie machen müssen, ist, es anzuwenden. Und das Heilmittel für Krebs ist natürlich automatisch das Heilmittel für eine Erkältung und genauso gut für AIDS. Wann immer du BX liest, ist ein Krebsvirus von deutlicher purpurroter Farbe gemeint. Es ist oder war das filterbare Virus des Karzinoms, das unter Rifes Lichtmikroskop bei einem Winkel von 12-3/ 6 Grad entdeckt wurde.

Im Februar 1937 schreibt Dr. Johnson an Dr. Archibald: „Rife berichtete, dass sie ihm sechs oder sieben Tumore ohne jeglichen pathologischen Bericht, was auch immer mit ihnen sein könnte, geliefert haben. Er untersuchte sie mikroskopisch und fand heraus, dass alle bis auf drei stark mit Röntgenstrahlen bestrahlt oder mit Radium behandelt worden sind. Die drei, die nicht behandelt worden sind, kultivierte er und bestrahlte sie in der Argon-Röhre entsprechend unserer Technik. In jedem Falle erhielt er das charakteristische BX. Sie bestanden darauf, etwas von dem Material zu behalten und sagten, sie würden versuchen, Krebs in ihren eigenen Tieren zu produzieren. Wir sind niemals darüber unterrichtet worden, ob sie es gemacht haben oder nicht. Mr. Rife selbst befand sich in einer Stimmung äußerster Skepsis. Sie wurden eindringlich gebeten, diese Experimente nicht zu wiederholen, ohne erst unsere Techniken durch konkrete Erfahrungen kennenzulernen, aber sie waren dazu bestimmt, voranzugehen und wenn sie es gemacht haben, sind sie wahrscheinlich gescheitert."

Ich fahre fort mit weiteren schriftlichen und dokumentierten Aussagen über Rifes Arbeit und die Tatsache, dass er Krebs heilte. Ich zitiere aus Barry Lines' Buch: *„Das Heilen von Krebs"*.

Ich präsentiere diese Beweise, um auch und besonders die Wissenschaftler zu ermutigen, weiter auf diesem Gebiet zu forschen. Wenn sie vor 50 Jahren Krebs heilen konnten, warum nicht heute? Die folgende Sequenz beinhaltet auch Aussagen über den Pleomorphismus der Bakterien, was bedeutet, dass sie die Form ändern können. Das ist übrigens der Hauptgrund, weshalb Chemotherapie und allgemeine Bestrahlung niemals funktionieren werden. Du tötest möglicherweise einige Krebsbakterien ab, aber der Rest verändert seine Struktur, setzt Viruspartikel frei, die Immunität oder erfolgreiche Widerstandskraft aufweisen, und am Ende stirbt der Krebspatient trotz (ich sage sogar wegen der) Bestrahlung und Chemotherapie.

Die „San Diego Union" vom 3.November 1929 schreibt über Rifes Methode, Bazillen mit Licht zu färben: „Er hält fest an einer Theorie, dass die grellen Säurefarbstoffe, die verwendet werden, um die Merkmale des Gewebes zu verdeutlichen, genauso wie die komplizierte Behandlung, die jetzt notwendig ist, die Gewebeprobe für den Objektträger vorzubereiten, zusammenwirken und ihre eigenen Ziele zunichte machen."

„Er glaubt, dass das chemische Bad selbst den Keim zerstört, den die Wissenschaft versucht unter das Mikroskop zu quetschen."

„So entwickelt er eine neue Methode, die mit Chemikalien aufräumen wird. Anstatt von fünf Tagen harter Arbeit, die nötig sind, bevor ein präpariertes und wahrscheinlich wertloses Gewebeteil unter das Objektiv gegeben werden kann, erwartet er innerhalb von drei Minuten, ein Scheibchen unpräparierter erkrankter Substanz in die richtige Position zur Untersuchung bringen zu können."

„Er glaubt, dass die Möglichkeiten dieses Prozesses, wenn er einmal vervollkommnet ist, grenzenlos sein werden. Mediziner, die die ganze Zeit über das eine Ding, nach dem sie suchten, zerstört haben, während sie sich darauf vorbereiteten, es anzuschauen, können in diesem einen Schritt möglicherweise ein Ende für viel menschliches Leid finden." Untersuchung von Bazillen unter dem Rife-Mikroskop, jährliche Veröffentlichung des Smithsonian Instituts: „Dann wurden sie unter dem Rife-Mikroskop untersucht, wo die filterbare Virusform des Typhus-Bazillus, welches eine blaue Farbe ausstrahlt, eine Abweichung der Polarisationsebene auf 34.8 Grad bewirkte und die Virenkulturen wurden illuminiert durch die einfarbigen Strahlen, die koordiniert waren mit den chemischen Bestandteilen des Thyphusbazillus, kleine, ovale, aktiv bewegliche hell-türkisblaue Körper, die mit 5000-facher Vergrößerung beobachtet wurden und einen starken Kontrast darstellen zu dem farblosen und bewegungslosen Abfall des Mediums. Dieser Test wurde 18 Mal wiederholt, um die Resultate zu bestätigen."

<u>Die medizinische Welt bewundert Rifes Erfindungen:</u>

„Wissenschaftliche Entdeckungen von größter Wichtigkeit, einschließlich einer Besprechung des stärksten Mikroskops der Welt, das kürzlich nach 14 Jahren harter Arbeit von Dr. Royal R. Rife aus San Diego fertig gestellt wurde, wurden Freitag Abend den Mitgliedern der Ärzteschaft, Bakteriologen und Pathologen bei einem Essen, das von Dr. Milbank Johnson zu Ehren von Dr. Rife und Dr. A. I. Kendall gegeben wurde, besprochen."
„Vor der Versammlung der ranghohen Männer erzählte Dr. Kendall über seine Forschungen bezüglich des Kultivierens des Typhusbazillus auf seinem neuen „Medium K." Der Typhusbazillus ist nicht filterbar und groß genug, um einfach mit allgemeinen Mikroskopen betrachtet zu werden. Durch die Verwendung von 'Medium K', sagte Dr. Kendall, kann der Organismus so verändert werden, dass er mit normalen Mikroskopen nicht gesehen werden kann und dass er klein genug wird, um ultra-mikroskopisch oder filterbar zu sein. Dann kann er wieder zur mikroskopischen oder nicht filterbaren Form zurückverändert werden."

Rosenow stimmt Rife zu: „Das kann keine Frage der filterbaren türkisblauen Körper, die von Kendall beschrieben wurden, sein. Sie sind mit den üblichen Methoden der Illumination und Vergrößerung nicht sichtbar... Wenn unter dem Rife-Mikroskop Proben untersucht werden, die Objekte enthalten, die mit dem herkömmlichen Mikroskop sichtbar sind, dann bleibt kein Zweifel an der akkuraten Visualisierung der Objekte oder besonderen Substanzen durch direkte Beobachtung bei einer extrem hohen Vergrößerung (schätzungsweise bis zu 8000 Mal vom Durchmesser), die mit diesem Instrument erzielt wird."
Rosenow bewundert Rifes Mikroskop: „Nachdem ich gesehen habe, was Ihr wunderbares Mikroskop leisten kann und nachdem ich nachgedacht habe über die Tragweite dessen, was Sie mit der Anwendung enthüllt haben an diesen drei anstrengenden und unvergesslichen Tagen, die wir in Dr. Kendalls Laboratorium verbracht haben, hoffe ich, dass Sie sich die nötige Zeit nehmen werden, um zu beschreiben, wie Sie erreicht haben, was Physiker als das Unmögliche betrachtet haben... Wie ich die Sache sehe, ist Ihre geniale Methode der Illumination mit dem starken einfarbigen Lichtstrahl sogar noch von größerer Wichtigkeit als die enorm starke Vergrößerung." Das BX-Krebsvirus*, zufällig entdeckt von Dr. Royal Raymond Rife: Evening Tribune, 1.Mai, 1938: „Aber weder das Medium noch das Mikroskop allein waren ausreichend, die filterdurchgängigen Organismen, die Rife bei Krebs gefunden hatte, zum Vorschein zu bringen", sagte Rosenow.
Es war eine zusätzliche Behandlung, die er praktisch durch Veränderungen fand, die das schließlich ermöglichte, erzählte er. Er testete zufällig ein Röhrchen Krebskulturen innerhalb des Wirkungsbereiches eines Röhrenabschnittes, gefüllt mit Argongas, welches aktiviert wurde durch elektrischen Strom, was er bereits genutzt hatte, als er bezüglich der elektronischen Bombardierung von Krankheitsorganismen experimentierte. Seine Krebskultur ruhte dort ca. 24 Stunden (mit der Spannung auf der mit Argongas gefüllten Röhre) und dann bemerkte er (unter dem Mikroskop), dass sich ihr Aussehen verändert zu haben schien. Er studierte und testete dieses Phänomen wiederholt und entdeckte auf diese Art und Weise (Krebsvirus-) filterdurchgängige, purpurrote Körnchen in den Kulturen."

Mehr über die Kraft und Klarheit von Rifes Mikroskop (und die AMA möchte dir glauben machen, es sei alles nur ein Mythos...) im Smithsonian Bericht von 1944: „Bei einer kürzlichen Demonstration eines anderen der kleineren Rife-Mikroskope (16. Mai 1942) vor einer Gruppe von Ärzten... wurde ein nach dem Zeiss-Maßstab liniertes Gitter zuerst unter einem gewöhnlichen handelsüblichen Mikroskop, ausgerüstet mit einem 1,8 starken trockenen Objektiv und einem X 10 Okular, untersucht

---

* Bereits als Epidemiologe in Sibirien hatte übrigens Professor Szmuness von einer Virologin Dr. Virginia Wuerthele-Caspe (später Livingstone-Wheeler, Lanoo) gehört, die eine Mikrobe entdeckt hatte, die menschlichen Krebs verursacht.

und dann unter dem Rife-Mikroskop. Während mit dem handelsüblichen Instrument 50 Linien entdeckt und beträchtliche Abweichungen sowohl chromatischer als auch sphärischer Art beobachtet wurden, wurden mit dem Rife-Mikroskop nur 5 Linien gesehen und diese 5 Linien waren so stark vergrößert, dass sie das gesamte Feld ausfüllten, ohne jegliche Abweichung, was wohl offensichtlich war.... Nach der Untersuchung des Gitters wurde ein gewöhnlicher ungefärbter Blutfilm unter den gleichen zwei Mikroskopen betrachtet. In diesem Fall wurde beobachtet, dass sich 100 Zellen auf dem Feld des handelsüblichen Mikroskops ausbreiteten, während nur 10 Zellen das Feld des Rife- Mikroskops ausfüllten." Sogar 1953 wussten sie schon, dass Krebs von einem Virus verursacht wird und dass er ansteckend ist. Es war nicht notwendig, den Menschen AIDS zu geben, wie „sie" es gemacht haben und jetzt noch machen, nämlich mit Schwarzafrikanern und Homosexuellen. Eine Gruppe mutiger Wissenschaftler entdeckte und veröffentlichte in der Washington Post vom 10. September 1953 folgendes:
„Rom, 9. September: Eine amerikanische Forschungsgruppe beschrieb Krebs heute als eine Infektionskrankheit wie Tuberkulose oder Syphillis, verursacht von einem winzigen Organsimus... Ihre Mitglieder sagten, sie hätten ein Antiserum aus den Körpern von mit dieser Krankheit infizierten Tieren erhalten und dass das Antiserum die krebsauslösenden Organismen schwächen und manchmal zerstören würde. Die Ärzte Virginia Wuerthele-Caspe, Eleanor Alexander-Jackson, W.L. Smith und G. A. Clark des Presbyterian Krankenhauses, Newark, New Jersey, sagten, ihre Studie über Krebs, den man herbeigeführt hat bei weißen Mäusen und Meerschweinchen, hat zu der Vorstellung geführt, dass Krebs nicht nur aus einem „lokalisierten Tumor allein" besteht. Stattdessen beschrieben sie ihn als eine allgemein verbreitete Krankheit, die von einem Organismus im Blutkreislauf verursacht wird."

Wann, so frage ich, werdet ihr verstehen, wann werdet ihr aufwachen? Viele Menschen denken dies: Die AMA und die ACS sind kriminelle Organisationen. Sie zwingen ja fast jeden Krebspatienten, der sich ein wenig besser fühlt, sich mit Chemotherapie und Bestrahlung behandeln zu lassen (und dafür zu bezahlen), so dass sie sicher sein können, dass er den Krebs in seinem Körper behält und schließlich daran stirbt. Je mehr Menschen an Krebs sterben, um so größer die Angst und umso mehr Geld kann aufgetrieben werden bei gesellschaftlichen Ereignissen, die vorgeben, die Suche nach einem Heilmittel für Krebs finanziell zu unterstützen.

Lesen Sie bitte den herzergreifenden und bis zu einem gewissen Grade tragischen Brief eines Marineoffiziers, der eine Einheit von Ärzten und Bakteriologen kommandierte und der Rife als jungen Mann kannte, der in San Diego aufgewachsen ist:

„Es ist ein großes Privileg, sie zu kennen und aus ihrem eigenen Mund die Geschichte ihrer Arbeit gehört zu haben. Sie gaben mir einen kurzen Einblick in die Wissenschaft des Jahres 2000. Aber ich bin oft ein wenig traurig, wenn ich sehe, wie schwer die Menschen dafür kämpfen müssen, um das zu bekommen, was sie ihnen zu geben versuchten und ich bin noch trauriger, wenn ich so viele Probleme sehe, für die sie allein die Antworten haben.“

„Wenn ich Bilder sehe, die mit einem Elektronenmikroskop aufgenommen wurden, muss ich lachen, weil ich mich an bessere Bilder erinnere, die mehr Einzelheiten zeigen und im Flur ihres Laboratoriums aufgehängt wurden. Wenn ich „Forschungsberichte“ über Genetik, Evolution oder ein anderes Gebiet der Mikrobiologie höre, muss ich lachen, weil den „Wissenschaftlern“ bereits vor Jahren die Antworten angeboten wurden, sie sich jedoch geweigert haben, das Geschenk anzunehmen. Diese Kombination aus ihrem Denken, ihrem Willen und ihrer Energie ist so selten, dass sie ganze Generationen überspringen könnte, die Welt hat großen Bedarf an ihrer Arbeit.“

„Vielleicht wird die Welt eines Tages eins der größten Geschenke, dem sie jemals den Rücken gekehrt hat, wiederentdecken. Eines Tages entwickeln wir vielleicht eine Technik, die der Rife Ray-Maschine gleicht. Wenn das passiert, werden unsere Probleme gelöst sein. Die Menschen werden mehr Lebensmittel und notwendige Rohstoffe haben, als sie brauchen. Zum ersten Mal werden die ökonomischen Gründe für Kriege aufhören zu existieren. Spätestens dann wird die AMA gezwungen sein, die Nutzung ihrer Technik für die Beseitigung von Krankheitsorganismen zu akzeptieren. Die Menschen werden ein gesünderes, glücklicheres und längeres Leben haben.“

„Wenn wir das Jahrtausend in meinem Leben erreichen, werde ich eine unglückliche Erinnerung haben - dass der Mann, der es am meisten verdient hat, dass sein Name für ewige Zeiten mit dem Glück der Menschen verbunden ist, vergessen sein wird, weil sein Lebenswerk verloren gegangen ist im Kampf mit der AMA und den „akzeptierten“ Wissenschaftlern seiner Zeit, denen man den Vorzug gegeben hat, statt lieber einen neuen Weg zu beschreiten und weil, wenn wiederentdeckt, der Rife Ray-Technik ein neuer Name gegeben werden wird.“

Lassen Sie mich es Ihnen noch einmal einhämmern, denn vom richtigen Verständnis dieser virologischen und bakteriologischen Fakten wird unser aller Leben sehr bald abhängen. Wie kann man AIDS heilen, wenn man diese Lügen glaubt, die „sie“ uns präsentieren? AIDS wird wie jeder andere Krebs von einem Virus verursacht. Aber um dieses Virus zu „kriegen“, muss man wissen, dass es pleomorph ist, was bedeutet, dass es die Form ändert, etwas, was die orthodoxe Medizin und ihre Organisationen immer verneinten, weil man mit dieser Theorie nicht viel Geld machen kann. Gibt es nicht einen ehrlichen Arzt da draußen, der sich mehr um das Wohl seiner Patienten kümmert als ums Geldverdienen? Letztere verschließen doch Augen, Ohren und Mund und schwimmen mit dem medizinischen Hauptstrom. Also deshalb, noch ein-

mal: Krebs wird von einem Virus verursacht und ist ansteckend. Dem stimmt übrigens auch der kanadische Krebsforscher O. C. Gruner zu. Ich zitiere ihn:
„Viren im engeren Sinn werden meist bezweifelt, wenn Krebs in Frage kommt. Die neueren Pleomorphisten stehen jedoch in deutlichem Widerspruch dazu. Für sie ist die Virusform eine Phase in der Lebensgeschichte vieler, wenn nicht aller Bakterien. Die bakteriellen Formen produzieren keinen Krebs, aber die Virusformen. Die Existenz der Virusformen des Typhusbazillus, des Darmbazillus und Tuberkelbazillus kann nicht ernsthaft angefochten werden. Krebs ist eine virale Krankheit!"
Das schrieb ich bereits vor zwanzig Jahren, und viele lachten oder bedrohten mich sogar. Heute ist es fast Allgemeinwissen. Man impft sogar gegen Krebs. Gut, dass wir nicht im Mittelalter leben, sonst hätte man mich damals vielleicht schon verbrannt....

Übrigens:

Verschwörungs- und Impfkritikfanatiker glauben folgendes:
Schweinegrippe-Impfstoffe sind mit Amalgam-Bakterien verseucht. Das heißt die ersten Monate bleibt der geimpfte Mensch gesund. Nach drei Monaten sind die Amalgam Bakterien im Gehirn angekommen, fressen es auf. Führt nach spätestens wenigen Jahren zum Tod.
In Deutschland laufen JETZT ERST die ersten klinischen Studien zum neuen Impfstoff gegen Schweinegrippe an.
Frage: WARUM JETZT (August 2009) ERST, wenn im SEPTEMBER 2009 bereits geimpft werden soll? Wie will man da LANGZEITWIRKUNGEN testen? Da ist der Dreck doch schon im Blut!
Diese erste Impfrunde wird noch harmlos sein. Man gewöhnt das Vieh (auch das Volk) nach und nach daran. Dann lässt man Jahr für Jahr immer schlimmere Pandemien los. Oder es sind, wie bereits erwähnt, Impfungen, die Stoffe enthalten, die erst nach vielen Jahren Krebs auslösen. Einfacher geht Depopulation nicht. Als erstes werden alle Rentner, Sozialhilfeempfänger und Arbeitslose rangezogen. Die sind ja unproduktiv und kosten nur...
Noch eine Frage: Wenn bei Pflichtmeldungen von Infektionen der Impfstatus gar nicht aufgenommen wird, wie will man denn da wissen, ob Impfung vor Erkrankung schützt?
Wenn Sie wissen wollen, wie man trotz (wegen?) Impfung krank wird, dann klicken Sie bitte hier (Geschädigte berichten):
http://www.findefux.de/forum/read.php?70,3273,3273

Dazu passt dies:
In den USA ist die Rate von Masernencephalitis und -tod bei heutigen Masernausbrüchen **höher als vor der Impfung**. Homöopathisch werden Hirnhautentzündungen therapiert mit Zink, Bryonia, Kupfer etc.

Etwa 10% der Geimpften erkranken trotz der Impfung. Weil durch die Impfung der natürliche wiederholte Viruskontakt wegfällt, sinkt der Antikörperspiegel im Blut und in der Muttermilch: Erwachsene sind nicht mehr sicher geschützt und die Muttermilch schützt den Säugling nicht mehr sicher. In den USA werden deshalb 20-jährige erneut geimpft.
Jedes 2. EEG nach der Masernimpfung ist auffällig. Probleme des Zentralnervensystems nach einer Masernimpfung bewirken oft eine Charakterveränderung (POS). Masernimpfviren findet man bei Multipler Sklerose und Colitis ulcerosa. Die Allergietendenz von Maserngeimpften ist **doppelt so hoch** (25%) wie bei Leuten, welche die Masern durchgemacht hatten (Studie in Guinea). Weitere NW: Pneumonie, Asthma, Kopfschmerzen, Thrombozytopenie, Hautblutungen, Ödeme.

Zusammenfassend kann man sagen:
Es fehlt ein echter Nutznachweis für Impfungen.

Man prüft bei der Zulassung von Grippe-Impfstoffen nicht etwa ihre Fähigkeit, die Erkrankung zu verhindern (vor allem im direkten Vergleich zu Ungeimpften), sondern nur eine als ausreichend angesehene Erhöhung des sogenannten Antikörperspiegels im Blut. Die tatsächliche Nichterkrankung wurde **niemals** nachgewiesen!
Nach Impfung auftretende Antikörper beweisen NICHTS. Der Mensch kann auch immun sein OHNE messbaren Titer. Es gibt keine Studien, die beweisen, dass ein hoher Titer zuverlässig vor einer tatsächlichen Erkrankung schützt. Es gibt HIV Kranke mit NULL Antikörper, und sie sind gesund.
Ich kenne keine Vergleiche zwischen Geimpften und Ungeimpften, aus denen hervorgeht, dass Geimpfte gesünder wären. Vielleicht kennen Sie welche. Dann lassen Sie es mich wissen. In DIESEM Falle zerreisse ich alle meine Bücher, höre auf zu singen und geh ins Kloster.
Realer ist wohl dies: Das RKI berichtete im EpiBull Nr.12/2005 über einen Ausbruch in einem Seniorenwohnheim, bei dem das Risiko, zu erkranken, bei Geimpften sogar **höher** lag. Ein ähnlicher Fall wurde im EpiBull Nr.17/2003 veröffentlicht. Drei von vier Influenza-Toten waren dort geimpft…

Wahr ist auch:
Geimpfte erkranken mehr an Asthma und Allergien.
Und trotz Impfstoffmenge-Erhöhung gab es keine „Gesundheitserhöhung“.
1997: 7 zugelassene Grippeimpfstoffe, heute sind es 17.
Winter 1992/1993 wurden 2,5 Mio. Dosen verimpft.
Winter 2005/2006: Über 20 Mio. Dosen, also mehr als 8 Mal so viel. Dennoch gab es Winter 2004/2005: insgesamt über zehn Millionen Grippe - Erkrankungen mit fast 20.000 Todesfällen. Wo bleibt da die Wirksamkeit der Impfung, oder geschah es WEGEN der Impfung?

Je jünger und je älter ein Mensch, desto schwächer die Antikörperreaktion bei Impfung. Trotzdem spritzt man dort das Dreckszeug am meisten… Details siehe Impfreport, Ausgabe Sept./Okt. 2005)

Frage:
Warum liegt trotz höherer Durchimpfungsrate die Erkrankungsrate in den neuen Bundesländern deutlich über der in den alten Bundesländern???

Der WDR berichtet, dass geimpfte Betriebsangehörige der Ford Werke bei einer Vergleichsstudie ein höheres Risiko zeigen zu erkranken als Ungeimpfte…

Man kann es nicht oft genug wiederholen:
Es gibt keine Studien mit eindeutigen Belegen für einen Impfnutzen!!!

Siehe die kürzlich veröffentlichte Cochra ne-Übersichtsstudie. Sie konnte keine Beweise finden (ORF, 30.10.2006; BMJ 2006;333:912-915).

Es gibt auch keine gesicherten Daten über das wahre Risiko von Impfstoffen in Deutschland. Dies wird bestätigt durch das Bundesgesundheitsblatt 12/2004, S. 1161. Das macht jede Nutzen-Risiko-Abwägung hinfällig!
Ich bezweifle stark die Ansteckbarkeit der Grippe von Mensch zu Mensch. Das sind reine Hypothesen. Siehe das Kapitel „Spanische Grippe“.

Erfahrungswerte zeigen: Die Anfälligkeit für Erkältungskrankheiten ist vor allem vom Gesamtzustand des Menschen abhängig. Diesen kann man durch entsprechende vital- bzw. vitaminreiche Ernährung etc. stärken. Mit Hilfe dieser Vitalstoffe kann unser Organismus aus eigener Kraft mit der Sache fertig werden.

Die Ärzte argumentieren gern: „Es gibt Komplikationen bei Erkältungskrankheiten.“ Aber die sind oft eine Folge der Nebenwirkungen der verabreichten **Medikamente**. Man lese den Beipackzettel richtig durch… Da ist von Fiebersenkern, Schmerzmitteln, Entzündungshemmern und Antibiotika die Rede….

Keine Angst vor Viren und Bakterien.

Die haben wir alle in uns, und zwar in höherer Anzahl als unsere Körperzellen, egal ob wir krank oder gesund sind. Diese Viren und Bakterien können allerdings auch angreifen, wenn der Gesamtzustand es erlaubt.

Ich sage, dass man alle Infektionskrankheiten durch bewährte Naturheilverfahren behandeln kann.

Impfgegner debattiert mit Impfbefürworter

Impfbefürworter: Impfen rottet Krankheiten aus!

Impfgegner: Ja, von wegen! Seit 200 Jahren wird bereits geimpft, und immer noch nicht ist es der Medizin bis heute gelungen, den NACHWEIS für die Wirksamkeit von Impfungen zu liefern. Wirklich REAGIEREN auf Impfungen tun nur die Geldkonten der Pharmakonzerne.

Impfgegner:
Impfen ist ein Irrtum der Schulmedizin. Studieren Sie doch die Berichte von Impfgegnern wie Dr. med. G. Buchwald und Dr. Ebert oder all der anderen impfkritischen Ärzte, die ich am Ende des Buches nenne. Die beweisen zweifelsfrei die Nutzlosigkeit und die Schädlichkeit der Impfungen! Die Studien belegen offiziell von Behörden erfasste Statistiken, für jede Krankheit die Anzahl der Erkrankungsfälle pro Jahr. Fazit der Studien und Diagramme: Der Rückgang der Krankheitsfälle setzt sich durch, UNBEEINFLUSST von Massenimpfungen bzw. oft VOR dem Einsetzen solcher Impfungen. Warum? Die hygienischen Bedingungen hatten sich in diesen Fällen verbessert.

Impfbefürworter:
Impfungen **schützen** vor Krankheiten.

Impfgegner:
Die Inder denken wohl nicht mehr so. Die WHO-Weltgesundheitsorganisation führte von 1968 bis 1971 einen riesigen Impftest in Indien durch. Dort wurden in einem großen Areal 364.000 Menschen gegen TBC geimpft. Und nun kommt der Hammer. Im geimpften Areal, wo eigentlich TBC ausgerottet werden sollte, gab es mehr Erkrankungen und Todesfälle als im gleich großen **ungeimpften** Areal. Von den Nebenwirkungen der Impfungen ganz abgesehen. Die WHO beendete die Studie und kam **wortwörtlich** zum Ergebnis, dass die Schutzwirkung gleich 0 Prozent ist.
Erst 27 Jahre später gab die STIKO am Robert Koch Institut das Ergebnis dieses Tests bekannt und empfahl dann, die TBC Impfung von den empfohlenen Impfungen abzusetzen. Wieviel Schmiergelder hat man da wohl bezahlt, um die Impfungen einfach weiter zu geben?
Die TBC Impfung wurde erst im März 2000 in Österreich offiziell eingestellt. Trotzdem impft man noch in vielen Ländern.
Die Schweizer Gesundheitsbehörde musste zugeben, dass 2000 75 Prozent von an Mumps Erkrankten GEGEN MUMPS geimpft waren.... das erklärt die Mumps Epidemie.
Auch das Robert Koch Institut blufft mit der Wahrheit, indem es berichtet, dass 2/3 aller an Tetanus Erkrankten in Deutschland **gegen Tetanus geimpft waren.**

Wichtig: Infektionskrankheiten kann man schnell selbst auskurieren, Impfschäden verbleiben lebenslänglich!
Die Schulmedizin ist bis heute den Beweis schuldig geblieben, dass Impfungen vor Krankheiten schützen. Mütter aus Salzburg haben viele zuständige Gesundheitsstellen und Sanitätsbehörden schriftlich gebeten, ihnen doch den wissenschaftlichen Beweis für die Wirksamkeit von Impfungen zu senden. Keine Antwort, weil es keine wissenschaftlichen Beweise gibt.
Man bedenke: Die Impftheorie, die ja aus Zeiten stammt, in der es nicht einmal ein Mikroskop gab, wurde in Zeiten von Elektronenmikroskop und technischen Apparaturen nie bestätigt, weil sie eben nicht stimmt.

Impfbefürworter:
Impfungen haben kaum Nebenwirkungen, sondern mehr Vorteile als Nachteile!

Impfgegner:
Wieder falsch. Impfschäden tauchen nicht in der Statistik auf, wenn oder kurz nachdem sie geschehen. Der offizielle Weg ist ein langer, und Eltern bzw. Geschädigte brauchen viel Hilfe, Geld und Geduld, mit Hilfe eines Gerichtes den Impfschaden bestätigen zu lassen. Die Ärzte werden sich da immer so gut sie können raus winden.

Impfbefürworter:
Impfstoffe sind gut verträglich.

Impfgegner:
Wirklich? Warum ist dann im Körper erlaubt, was in Möbeln verboten ist? Ich spreche von schädlichen Substanzen wie Formaldehyd? Und wie steht es mit dem Zusatzstoff Phenolrot? Den dürfen wir nicht essen, aber durch Impfung zu uns nehmen? Außerdem sind nicht alle Zusatzstoffe auf dem Beipackzettel aufgeführt. Impfstoffe enthalten des weiteren Nervengifte wie Quecksilber und Aluminiumverbindungen sowie Verunreinigungen aus Nährböden, Affennierenzellen, Hühnerembryonen, ganz zu schweigen von Stabilisatoren, Neutralisatoren, Konservierungsmitteln, Antibiotika, Trägersubstanzen, Farbstoffen usw.
Schöne Verträglichkeit! Schöne neue Welt!
Und wenn Sie behaupten, dass in den neuen Impfstoffen kein Quecksilber enthalten ist, dann lügen Sie. Es gibt inzwischen 32 verschiedene Bezeichnungen für Quecksilber! Und wo man Thiomersal ersetzt hat, ist es noch schlimmer, weil man nerven- und nierenschädigendes Phenoxyethanol verwendet.
Und wieder blufft man mit der Wahrheit, Impfschäden bzw. Nebenwirkungen betreffend, indem man doch tatsächlich solche Nebenwirkungen schön gruselig beschreibt. Aber wer liest schon das Kleingedruckte, gelle?

Der deutschen Hammelherde wird allerdings der Beipackzettel zum 6-fach Impfstoff HEXAVAC (Auffrisch-Impfstoff für Kinder) gar nicht erst ausgehändigt. Das kriegen nur Ärzte und Apotheker zu lesen, und die sagen nix. Denn da steht unter „Nebenwirkungen“: **„... lang anhaltendes unstillbares Schreien.“** Weiter liest man: **„Hexavac darf nicht verabreicht werden an Neugeborene, Heranwachsende** und **Erwachsene“** und „... darf nicht verabreicht werden, wenn Ihr Kind als Folge **einer früheren Impfung eine Hirnschädigung erlitten hat.“**

Hat ihr Kind Keuchhusten? Dann geben Sie ihm nicht den Impfstoff, auf dem steht: **„... schrilles unstillbares Schreien bis zu 2 Stunden mit anschließendem plötzlichen Kindstod.“**

Ja, bin ich denn hier in einem viralen Gruselfilm?
Lesen Sie mal, was bei Hepatitis B und Zeckenimpfstoff (FSME) als Nebenwirkung steht: MULTIPLE SKLEROSE!
Wussten Sie, dass in Neuseeland die Häufigkeit von Diabetes nach Einführung der Hepatitis B Impfung in nur 3 Jahren um 60 Prozent angestiegen ist?
Kinderdiabetis ist oft das Resultat einer Mumps- oder HIP-Impfung.
Die Fremdeiweiße in den Impfstoffen lösen sehr oft Allergien wie Neurodermitis aus und in Folge kindliches Asthma.

Impfbefürworter:
Kinder sollte man schon sehr früh impfen lassen.

Impfgegner:
Wieder falsch. Die Widerstandskraft eines kleinen Kindes ist noch nicht so stark, und seine Schutzfunktionen sind noch nicht richtig ausgebildet. Die das kindliche Gehirn vor schädigenden Giften und Fremdstoffen schützende „Blut-Gehirnschranke“ ist noch nicht fertig ausgebildet. Es ist auch noch kein Myelinschutz vorhanden, der die Nervenstränge ummantelt und schützt. Darum soll man Kinder nicht sehr früh impfen lassen, ja man sollte sie ÜBERHAUPT NICHT impfen lassen. Außerdem besteht bei jeder Impfung für das Kind die Möglichkeit eines anaphylaktischen Schocks. Das Resultat: Exitus.

Impfbefürworter:
Impfungen haben die Pocken ausgerottet.

Impfgegner:
Selten so gelacht. Also zunächst mal: Pockenepidemien sind nicht zurückgegangen wegen Impfungen, sondern TROTZ Impfungen. Außerdem: Pocken sind, wie bereits in diesem Buch beschrieben, überhaupt nicht ausgerottet, sondern brechen überall neu

aus, nämlich immer dann, wenn die hygienischen Zustände es erlauben bzw. verursachen. Man bessere die hygienischen Zustände, und derlei Krankheiten haben erst gar keine Chance sich auszubreiten. Impfungen haben damit GAR NICHTS zu tun. Man lese und staune: Am 8. Mai 1980 erklärte die WHO die Pocken weltweit als ausgerottet. Der somalische Koch Ali Moaw Maalin **erkrankte 1977 als letzter Mensch an den Pocken. Er war übrigens kurz vor Ausbruch seiner Krankheit gegen Pocken geimpft** worden. Doch dies wird uns heute mit Absicht verschwiegen…
Also: Isolierung und HYGIENE haben das fast völlige Verschwinden der Pocken verursacht und NICHT die Impfungen. An denen sind erst mal massenhaft Menschen gestorben und krank geworden. Ohne Pockenimpfungen und MIT Verbesserung der Hygiene wären die Pocken schon viel früher verschwunden. ABER: Jetzt haben die Pockengeimpften vielleicht keine Pocken mehr (hätten sie vielleicht auch so nicht gehabt), aber sie leiden möglicherweise IMMER NOCH an den Nebenwirkungen, das heißt, diese könnten noch ausbrechen. Mit anderen Worten: Liebe Bauern etc., haltet eure Kuh-und Schweineställe sauber etc. Dann haben die Pocken auch keine Chance.

Wer mehr darüber wissen will und zwar von einem Berufeneren als ich es bin, der klicke hier: http://www.ihr-einkauf.at/de/content/die-pockenimpfung-teil-ii

Oder wie wäre es damit:
„Nach meinem Wissen gibt es nur **eine einzige Impf-Langzeitstudie**. Diese Studie wurde in Afrika durchgeführt, und zwar in Guinea-Bissau. Diese Studie von Aaby und seinen Kollegen erstreckte sich über sechs Jahre, die Ergebnisse wurden 2000 und 2001 veröffentlicht. Eine von der WHO empfohlene **Vierfachimpfung wurde kritisch untersucht**. Leider hat sich herausgestellt, dass nach sechs Jahren, als die Sterberaten verglichen wurden**, in der geimpften Gruppe die Kinder doppelt so häufig starben als in der nichtgeimpften Gruppe**. Aber dies ist die einzige Langzeitstudie, die bis jetzt existiert.
Leider gibt es keine Studien, die zum Beispiel Autoimmunkrankheiten oder die Allergieraten auf einen langen Zeitraum hin untersucht. Und das ist die Kritik von impfkritischen Ärzten, die sich in der Vereinigung ‚**Ärzte für individuelle Impfentscheidung’** mit Sitz in Herdecke zusammengeschlossen haben.“ (Dr. med. Jenö Ebert (60), Internist mit breit gefächerter kardiologischer, pulmologischer und gastroenterologischer Ausbildung). Er war Chefarzt in der Waldhausklinik bei Augsburg und ist seit 1990 in eigener Praxis niedergelassen.

Auf
http://www.thieme.de/viamedici/medizin/krankheiten_diskussion/impfen2.html
antwortet Dr. Jenö Ebert weiter in einem Interview mit Ulrike Rostan auf die Frage:
„Nun gibt es ja in Deutschland keine Poliofälle mehr. Das ist doch der Beweis für den Erfolg der Impfungen?

Impfbefürworter behaupten das gerne. Allerdings ist diese Behauptung beziehungsweise dieses Dogma falsch, es ist leider nicht so. Wenn man die Polio-Impfung etwas tiefer und genauer untersucht, zeigt sich, dass die Erkrankung nicht dadurch seltener wurde, sondern dass es sich um ein **statistisches Problem** handelt, das 1952 bis 55 aufgetreten ist.

Als die Impfungen gegen Polio eingeführt wurden, waren die Fallzahlen schon rückläufig. Hinzu kommt, dass die Krankheit „Polio" **umdefiniert** wurde: Bis dahin zählten alle Fälle, die auch nur kurzfristig Lähmungserscheinungen zeigten, als Polio. Nun wurde per Definitionem abgestimmt, dass nur die Fälle als Polio gewertet werden sollten, die länger als 60 (sechzig!) Tage Lähmungen hatten. Dies führte zum sofortigen Rückgang der Fallzahlen.

Und noch ein Faktor darf nicht außer Acht gelassen werden: D**as Insektizid DDT**, das in den 50er Jahren mit großer Begeisterung und sorglos verwendet wurde. Eine DDT-Vergiftung kann haargenau die gleichen Symptome hervorrufen wie Polio. Auch diese Fälle flossen in die Statistiken hinein. Als dann bald auch DDT verboten wurde, gingen natürlich die Lähmungsfälle und damit die „Polio-Fälle" zurück.

Diagnosen werden bekannterweise von Ärzten gestellt. Man kann eine Krankheit sehr gut umtaufen: z.B. anstatt Poliomyelitis wurde die Diagnose „aseptische Meningitis" gestellt. Es gibt Statistiken aus den USA, dass „aseptische Meningitis" in gleichem Maße anstieg wie Polio zurückging.

Die Behauptung, dass Polio aufgrund der Impfungen ausgerottet wurde, ist für mich ein **falsches Dogma**. Dass Impfungen wenig oder gar nichts bewirken, beweist zum Beispiel die **BCG-Impfung**, die seit 1997-98 nicht mehr empfohlen wird. Nach 18 Jahren ist die ständige Impfkommission aufgewacht! Denn seit 1979 war bekannt, dass die Tuberkulose-Impfung nicht wirkt. Dies wurde durch eine große Feldstudie in Indien bewiesen. Durchgeführt wurde die Studie zwischen 1968 und 1971, die Ergebnisse, 1979 publiziert, in Deutschland erst 1983 veröffentlicht. Doch es gibt immer noch Länder wie Ungarn oder Polen, in denen die Impfung Pflicht ist und Säuglinge in den ersten 3-5 Lebenstagen schon geimpft werden. Eine Katastrophe!"

Und weiter: „In Familien, in denen sowohl geimpfte und auch nicht geimpfte Kinder existieren, können wir feststellen, dass die **nicht Geimpften viel gesünder sind** als die „Durchgeimpften".

Ende Zitat.

Der Impfwütige argumentiert natürlich: Ja, die Pocken z.B. sind nicht ausgerottet worden, weil nicht genug geimpft wurde!!!! Das ist so pervers als würde man argumentieren: Mohrrüben sind gut für die Augen, wenn's nicht wirkt, dann hast Du eben nicht genug Mohrrüben gegessen, dann musst Du mehr davon essen. Wissenschaftlich ist das nicht. Wissenschaftlich ist hingegen folgende Feststellung: Eine wissenschaftliche Begründung des Schutzes durch die Pockenimpfung hat es nie gegeben.

Was für Menschen gilt, das gilt übrigens oft auch für Tiere. Hier ein kleines Beispiel: Lassen Sie Ihre Katze nicht gegen Katzenschnupfen impfen, weil die meisten Katzen die Viren bereits in sich haben und es sehr oft erst **durch die Impfung** zum Ausbruch der Krankheit kommt.

DER DON QUICHOTE DER VIROLOGIE

Dr. Lanka ist der beste Beweis dafür, wie auch IMPFKRITIKER über das Ziel hinausschießen können und, vor allem wenn sie Ärzte sind, der Sache mehr schaden als nützen.
Zunächst einmal möchte ich gleich mit dem verhängnisvollen Irrtum aufräumen, dass es - wie sogar angesehene Virologen wie Dr. Stefan Lanka behaupten - keine krank machenden Viren gibt. In ZWEITER Stufe gibt es die immer. In ERSTER Stufe, das weiß der Leser bereits, sind die sanitären Umstände verantwortlich und auch ein schwaches Immunsystem. DANN ABER kommen die Viren und beginnen ihr zerstörerisches Werk. Das müssen sie auch tun, denn die Natur lässt auf dieser Ebene nur die STÄRKSTEN überleben, die Schwächeren bzw. die mit dem schwachen Immunsystem etc. werden früher oder später eliminiert. Klingt brutal, ist aber so. Von dieser Sicht aus stimmt Darwin mit seinem Gesetz des Überlebens des Stärkeren. Ansonsten eben nicht. Aber lassen wir das jetzt. (Wer mehr wissen möchte, der lese bitte das Buch *DARWIN IRRT*, ISBN 3-937699-00-7, Verlag Elke Straube).

Ich weiß nicht, wie Sie, Dr. Lanka, auf die Idee kommen, dass man HIV noch nicht nachgewiesen hat. Das Virus wurde schon 1984 zum ersten Mal isoliert (zwar nicht so, wie Sie es gerne hätten…) und man weiß alles über den Aufbau. Man kennt jedes einzelne Enzym und wie es in Zellen eindringt.

Und zwar so:

WIE DAS AIDS-VIRUS HIV IN DIE ZELLEN IHRES KÖRPERS EINDRINGT

Schritt eins:
Direkte Fusion, Virus verbindet sich mit Zelle.

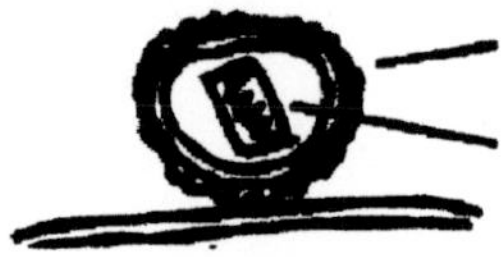

Schritt zwei:
Virusmembran vereinigt sich mit Zellmembran.

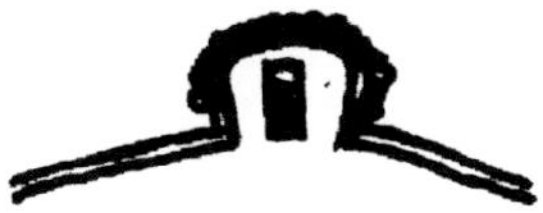

Schritt drei:
Virus-Core-Material wird in die Zelle ausgestoßen.

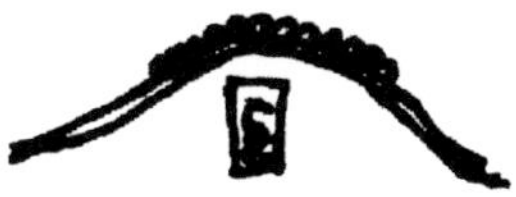

Zweite Möglichkeit

Schritt eins:
Der Rezeptor führt Endozytose herbei. Virusteilchen heftet sich an Zelloberfläche.

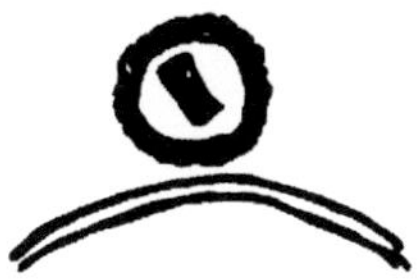

Schritt zwei:
Zellmembran stülpt sich nach innen (ummantelte Vertiefung).

Schritt drei:
Zellmembran umschließt das Virusteilchen.

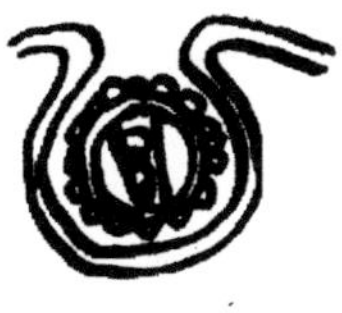

Schritt vier:
Virusteilchen löst sich von der Zelloberfläche (nach innen)

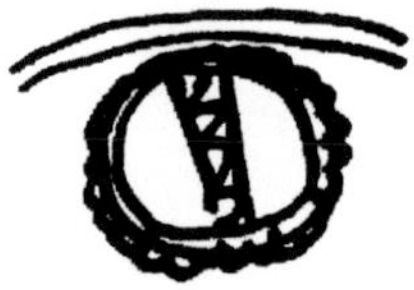

Schritt fünf:
Virus gibt den Virus-Kern frei, und zwar ins

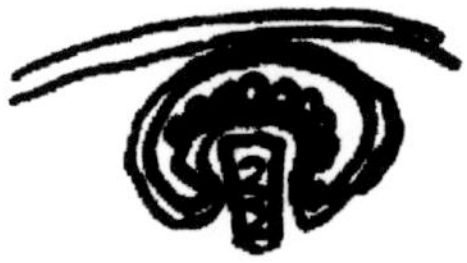

Schritt sechs: Zellinnere

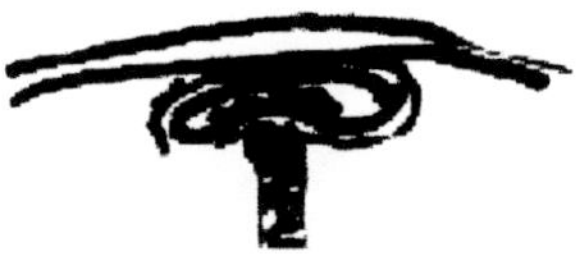

Nach dem Eindringen in die Zelle wird die RNA des HIV-Virus in DNA umgewandelt (mit Hilfe des Enzyms reverse Transkriptase) und der Rest ist Geschichte, wird HIV-Infektion und AIDS genannt und schließlich und immer Tod.
Hat dies alles irgendjemand erfunden? Gibt es Hunderte von Doktorarbeiten über etwas Ausgedachtes?
Und was Afrika anbelangt: Dort ist das Sexleben freizügiger, dort gibt es schnellen Partnerwechsel und keine Verhütungen. Außerdem wurde das HI-Virus dort durch die Pockenimpfungen verbreitet…
Des Weiteren: Viren sind Vor-, aber manchmal auch Nachstufen von Bakterien. *DAS BUCH DES LICHTS* erklärt die sich verändernde Viren- und Bakterienfunktion von „Aufbauern“ und „Zerstörern“. Man nennt das pleomorph, WENN die Umstände dies zulassen.
Des Weiteren: Dr. Lanka hat allerdings völlig Recht, wenn er sagt: Es gibt keinen nachgewiesenen HI-Virus und auch kein Grippe-Virus und auch kein sonstiges Virus in absolut reiner Form. Dem müsste man eigentlich hinzufügen: Es gibt nicht einmal das Virus, das Lanka selbst entdeckt hat, in reiner Form. Doch davon gleich mehr.

Was ist denn eigentlich „Grippe"?
Leider fasst man unter dem Begriff „Grippe" leichtfertig alle möglichen Erkrankungen zusammen, angefangen von einer leichten Erkältung mit Fieber bis hin zum schweren grippalen Infekt.
Ist *die* Grippe (Influenza) eine Infektion der Atemwege durch so genannte Influenza-Viren? Ich sage, Grippe bekommt man auch, wenn man gegen Grippe GEIMPFT wurde. Anstecken kann man sich natürlich auch. Beides zusammen hat eine vernichtende Wirkung…
Aber: Betrachten wir doch mal den von Herrn Lanka verlangten und von der Wissenschaft geforderten Nachweis von Viren. Die widersprechen sich, denn das, was Herr Lanka unter Nachweis versteht, nämlich ein VÖLLIG isoliertes Virus OHNE irgendetwas, eben nur virale Substanz, das wurde NIEMALS in der Virologie verlangt. Und eben gleich da irrt der Virologe Dr. Lanka. Übrigens, Herr Dr. Lanka, noch einmal: ALLE viralen Krankheiten werden durch SANITÄRE UMSTÄNDE verursacht, das von Ihnen so geleugnete Virus kommt erst notwendigerweise danach, es sei denn, man injiziert das Virus in den Körper…

Herr Dr. Stefan Lanka verlangt Virusisolation wie folgt:

Viren müssen entweder aus Umweltproben oder aus klinischen Proben isoliert werden. Umweltproben bzw. Umwelt wären Erde, Wasser oder Pflanzenteile. Klinische Proben wären aus Blut, Gewebe oder Gewebeabstriche.

Bis dahin geschieht doch alles wie verlangt, Herr Dr. Lanka, und es erfolgt ganz wie Sie verlangen danach die Herauslösung der Viren in einer gepufferten Flüssigkeit. Dann kommt Zentrifugation der Flüssigkeit. Dies führt zur Klärung, dann können größere Partikel und Bakterien durch Filtration entfernt werden. Geschieht doch, oder? Nun kommen wir zum von Dr. Lanka geforderten Nachweis direkt nach Isolation. Man nennt dies Haemagglutination. Dabei bewirken einige Viren, anstatt zu einem Knopf zusammen zu fließen, die Vernetzung von roten Blutkörperchen, welche dann in einer Rundbodenplatte einen „Schleier" bilden. Nun kommen wir zu dem in meinem Viralbuch *DER MANN DER AIDS ERSCHUF* beschriebenen ELISA-Test (Enzyme-linked immunosorbent assay). Dabei wird der Boden einer Platte mit virusspezifischen Antikörpern besetzt, die das Virus aus einer Flüssigkeit fischen können. Ein zweiter enzymmarkierter Antikörper identifiziert dann die Probe, die das Virus enthält.
Dann geht's ab unter das EM (Elektronenmikroskop), wo die Virusstruktur sichtbar gemacht wird.

Bis hierhin, Herr Dr. Lanka, auch wenn Sie das noch so vehement leugnen, ist die Isolation eines Virus bereits vollzogen worden. Doch kommen wir nun zu dem von

Ihnen verlangten Nachweis von Viren nach Vermehrung in Zellkultur. Da muss ich Sie gleich mal mit einem VIRALEN HAMMERSCHLAG konfrontieren, nämlich mit meinem Vorwurf, dass eben so das HI-VIRUS im Laboratorium erzeugt wurde. Sie wollen wissen, wie? Ich verrate mal soviel: Indem man das Retrovirus Visna (Maedi) eines lungenkranken Schafes mit dem Retrovirus (Lentivirus) Bovine in menschliche Krebszellen (HELA) im Laborkit vereint. Das Resultat? HIV. Bin jederzeit bereit, diesen Versuch nachzustellen. Isolieren sie HIV eines AIDS-Kranken und vergleichen es dann mit dem im Laborkit entstandenen und sie werden sehen… Das Virus ist identisch. Und zwar so:

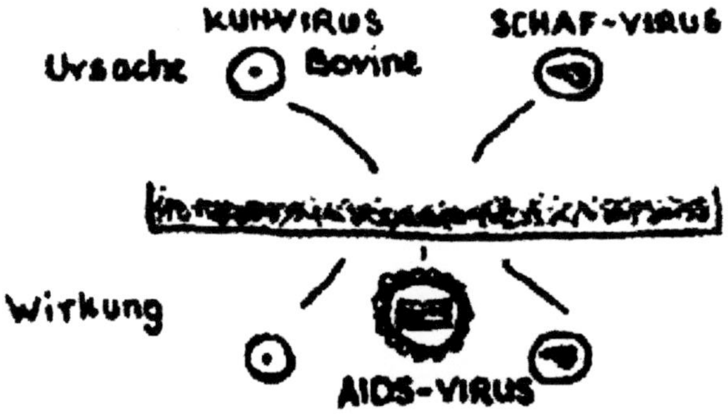

DIE „ELTERN“ DES AIDS-VIRUS SIND ALSO

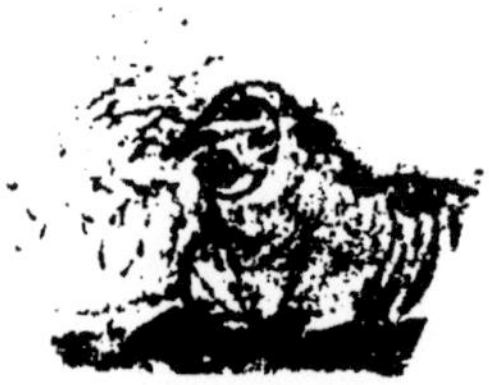

Die„Mutter“

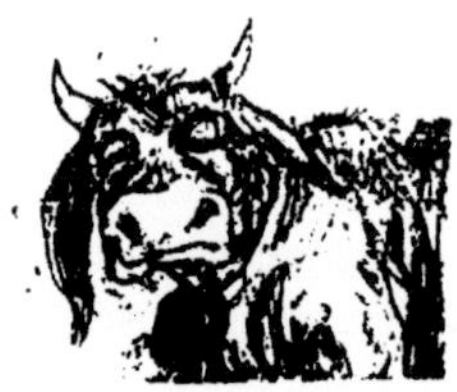

Der„Vater“

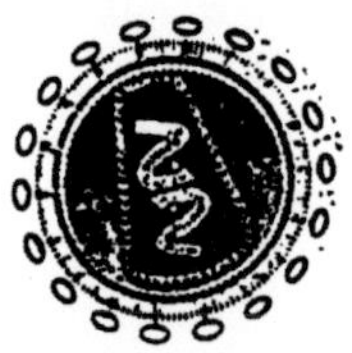

...UND IHR NACHKOMME, DAS HIV-(AIDS) VIRUS

Oder noch einmal etwas „realer“, so:

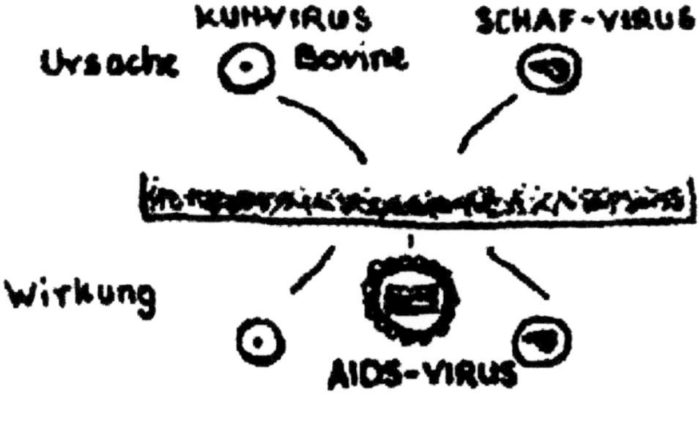

Nach Inkubation erscheint dann HIV. Wenn Sie mehr wissen wollen, lesen Sie mein Buch *DER MANN DER AIDS ERSCHUF*.

Jetzt macht dann übrigens die auch von Wikipedia verbreitete ganz offizielle Definition von BOVINE und VISNA-Virus Sinn und führt sogar auf die Spur des im Labor erschaffenen HI-Virus. Man lese und staune (habe die wichtigen Stellen fett unterstrichen):

„Das **Bovine Immundefizienz-Virus** (BIV, engl.bovine immunodeficiency virus) ist ein Retrovirus, das zu den Lentiviren gezählt wird und **weltweit verbreitet ausschließlich Rinder infiziert.** Es wird zu den bekannten Immunodefizienzviren gezählt, **zu denen auch das HI-Virus (AIDS) gehört.** Zur Zeit ist die Bedeutung einer BIV-Infektion nicht geklärt, das Wissen über dieses Virus ist noch gering“. (!!!)

(Nun, liebe „Wissenschaftler“, dann lest mein Buch *DER MANN DER AIDS ERSCHUF*, dann wisst ihr mehr… Christian Anders).

„Das BIV zeigt **eine antigenische und strukturelle Ähnlichkeit zum HIV-1-Virus und des Maedi-Visna-Virus der Schafe.** Früher wurde es auch als Bovines-Visna-Virus bezeichnet. Das BIV wurde zuerst im Jahre 1970 in der Literatur beschrieben, und zwar von Van der Maaten und Mitarbeitern an der Iowa State University's School of Veternarian Science. **Hüllproteine des BIV sind dem HIV gp120 Protein ähnlich.** Interessanterweise ist diese Affinität auf Progesteron menschlicher Herkunft, sowie auf die Herkunft einiger anderer Tierrassen beschränkt, jedoch nicht auf Progesteron von Rindern.“ (JA, WEIL ES IM LABORKIT oder Petri dish „MENSCHLICH“ GEMACHT WURDE, INDEM MAN ES IN MENSCHLICHEN ZELLKULTUREN MIT VISNA VEREINTE!!! Christian Anders).

„1978 wurden experimentell auch menschliche Zellkulturen erfolgreich mit BIV infiziert“. Ende Zitat.

(Siehe OBIGE Illustration! Man blufft hier mit der Wahrheit! Christian Anders).

Weiter zum „Nachweis von Viren nach Vermehrung in der Zellkultur."

Dies wiederum geschieht durch Anzüchten auf verschiedenen Zelllinien. Haben die lieben Viren sich nun vermehrt (wie es auch im Laboratorium mit HIV geschehen ist…), dann verändern sich durch eben diese Vermehrung die Zellen und bilden virustypische Erscheinungsformen (zytopathogener Effekt). Infolge der Virusvermehrung (z.B. bei HIV in HELA Zellen) sterben die Zellen infolge der Virusmehrung (Replokation) ab. Die Tatsache der „virustypischen Erscheinungsformen" veranlasste den notorisch misstrauischen Dr. Lanka gleich dazu, der gesamten Isolation von Viren zu misstrauen.
Dr. Lanka verlangt des Weiteren:
Den Nachweis von Viren mithilfe virusspezifischer Antikörper. Kann er haben. Bei diesem Verfahren können virusinfizierte Zellen mithilfe von fluoreszenzmarkierten oder enzymmarkierten Antikörpern sichtbar gemacht werden. ABER VORSICHT! Dr. Lankas Argusauge wacht…

Und dennoch weiß ich gar nicht, was Dr. Lanka eigentlich hat. All diese requirements sind doch von der modernen Virologie gegeben? Oder? Sehen wir mal weiter:
Ein reger Briefwechsel entspinnt sich zwischen Dr. Lanka und Frau Prof. Helga Rübsamen-Waigmann, einer weltweit bekannten Retro-Virologin. Die Dame behauptet, sie hätte das AIDS-Virus fotografiert und biochemisch dargestellt. MuM-Autor Stefan Lanka dagegen argumentiert anhand zahlreicher Studien, dass es HIV und AIDS gar nicht gibt. AIDS, so der promovierte Biologe, sei kein eigenständiges Krankheitsbild, sondern neuerdings Synonym für alt bekannte, medizinisch abgeklärte und behandelbare Zustände, die nicht durch ein Virus und nicht primär durch Immunschwäche, sondern durch chemisch aggressive Substanzen wie etwa Antibiotika und Nitrite (Sexualdrogen) verursacht werden. Entsprechend behauptet Lanka, dass das von Rübsamen-Waigmann zur Verfügung gestellte Foto gar kein HIV zeigt. Auf der letzten BAYER-Hauptversammlung bezichtigte er die BAYER-Forscherin öffentlich des Wissenschaftsbetruges. Aufsichtsrats-Chef Hermann Josef Strenger drehte Lanka daraufhin mehrfach das Mikrofon ab, und der Werkschutz griff ein, als Dr. Lanka Informationen an die Aktionärinnen verteilen wollte.
Die Virologin nutzte die Möglichkeit, das Schreckgespenst „AIDS" mit den Segnungen der Gentechnik zu verknüpfen: „Ohne Gentechnik hätten wir den Kampf gegen AIDS bereits heute verloren".*

Dazu sage ich, Christian Anders: „ Den Kampf gegen AIDS HABT IHR BEREITS VERLOREN!" Warum? Lest mein Buch *DER MANN DER AIDS ERSCHUF*!"

---

* Quelle: http://www.tarosan.de/Kremer_HIV_Foto_01.pdf)

Wir alle sind HIV-positiv!

Mein letzter HIV-Test weist mich als HIV-negativ aus. Dennoch sage ich, dass er nicht stimmt. Was ich befürchte und erahnte, aber nicht wirklich beweisen konnte, ist nun eingetroffen. WIR ALLE sind HIV-positiv. Dies wurde nun auch von einem (bisher geheim gehaltenen) medizinischen Test bewiesen. Nach jahrelangen Recherchen bin ich auf folgendes Material gestoßen. Urteilen Sie selbst: Der amtlich übliche HIV-Test ist der ELIZA-Test (Western Blot gibt es auch). Dieser ELIZA-TEST benutzt Blut, das 400-fach verdünnt ist. Diese Verdünnung ist zuständig für die unterschiedlichen Testergebnisse (positiv oder negativ). Würde man das Blut der zu testenden Personen NICHT verdünnen, dann würden sie ALLE HIV-POSITIV SEIN. Hier ist der Beweis:

VERDÜNNTES BLUT	**UNVERDÜNNTESBLUT**
9112324bG50.076 - HIV-NEGATIV	9112324bG50.262 - HIV-POSITIV
9112325bH10.081 - HIV-NEGATIV	9112325bH10.259 - HIV-POSITIV
9112326bH20.071 - HIV-NEGATIV	9112326bH20.329 - HIV-POSITIV
9112327bH30.060 - HIV-NEGATIV	9112327bH30.401 - HIV-POSITIV
9112328bH40.073 - HIV-NEGATIV	9112328bH40.345 - HIV-POSITIV
9112329bH50.062 - HIV-NEGATIV	9112329bH50.343 - HIV-POSITIV
9112330bJ10.060 - HIV-NEGATIV	9112330bJ10.234 - HIV-POSITIV
9112331bJ20.077 - HIV-NEGATIV	9112331bJ20.306 - HIV-POSITIV
9112333bJ40.086 - HIV-NEGATIV	9112333bJ40.222 - HIV-POSITIV

Das Zahlenmaterial zeigt links Testergebnisse mit verdünntem Blut, rechts mit dem Blut der**selben** Person, aber diesmal UNVERDÜNNT. Links sind alle HIV-NEGATIV. Rechts die**selben** Personen HIV-POSITIV! Dieser bisher geheimgehaltene Test wurde durchgeführt von Dr. Roberto A. Giraldo, Arzt für Innere Medizin, Infektions- und Tropenkrankheiten. Dr. Giraldo arbeitete in Labors für klinische Immunologie in New York und führte die Tests persönlich durch. Ich gratuliere dem Doktor für seinen Mut, nun diese Daten endlich zu veröffentlichen. Das bei dem HIV-TEST verwendete Verdünnungsmittel ist: 0,1% triton X-100, Bovine- und Ziegenserum (minimale Konzentration 5%) und menschliche T-Lymphozyten Lysate (Minimum Liter 1: 7500). Preservative: 0,1%. Sodium Azide.

Fakt ist allerdings: Blut, welches verdünnt POSITIV ist, ist auch unverdünnt positiv. WARUM man das auf HIV zu testende Blut 400-fach verdünnt hat? Vielleicht, um eine Panik zu vermeiden. Wenn die Menschen wüssten, dass sie alle HIV-positiv sind, würden sie vielleicht auf die Barrikaden gehen gegen das AIDS-Establishment... Die meisten nach Antikörper suchenden Bluttests arbeiten mit UNVERDÜNNTEM oder nur schwach verdünntem Serum...

Ich verweise noch einmal auf den Artikel **„Grippe-Impfung wirkungslos“** von Elke Bodderas (Seite 12). Wie hieß es da?
„Die Impfung gegen Influenza hat einen mächtigen Haken, das ist unter Experten unumstritten: Sie ist nicht zuverlässig“ (...) Und weiter: „Vergangenes Jahr hat die Impfempfehlung der WHO nichts gebracht: Ihre Prognose war katastrophal.“ (...) Und das beste zum Schluss: „Welcher Uni-Forscher kann schon widerstehen, für einen großen Pharmakonzern zu publizieren?“ Die Sponsoren der Influenza-Impfstudien sind laut Immunologe Jefferson etwa zu gleichen Teilen in den Gesundheitsbehörden und der Industrie zu finden. Für ihn zählt der Impfstoff-Markt zu einem der größten in der Medizin. In Deutschland ist er milliardenschwer...“

Spätestens **jetzt** wird der Leser die Worte von D. Rockefeller, Herr über 200 Pharmakonzerne, verstehen: **„Wir brauchen eine richtig große Krise, dann werden sie sich uns schutzsuchend vor die Füße werfen.“**

Der Impfwahnsinn wird verdeutlicht durch folgende

„Pressemitteilung
des Deutschen Berufsverbands der Umweltmediziner - dbu –

vom 26.10.2009

„Schweinegrippe-Impfstoff“ für Patienten mit chronischen Multisystemerkrankungen ungeeignet. Pandemrix® stellt wegen fehlender Sicherheitsnachweise ein erhebliches Gesundheitsrisiko bei Massenimpfungen dar. Wegen der Haftungsfreistellung des Herstellers durch die Bundesregierung liegt das Risiko von Nebenwirkungen und/oder bleibenden Schäden durch den Impfstoff letztlich beim Patienten.
Der Deutsche Berufsverband der Umweltmediziner dbu hat trotz der in den Medien von Seiten der Regierung, des Paul-Ehrlich-Instituts wie des Herstellers geäußerten Unbedenklichkeitsbeteuerungen ernsthafte Bedenken gegen den von der Bundesregierung als einzigem für die breite Massenimpfung gegen die „neue Grippe“ zur Verfügung gestellten Pandemieimpfstoffes „Pandemrix®“ der Fa. GlaxoSmithKline (GSK).
Der dbu diskutiert an dieser Stelle weder den medizinischen Nutzen von Impfmaßnahmen im Allgemeinen noch die Notwendigkeit solcher Maßnahmen im bisher eher milden Verlauf der Schweinegrippepandemie.

• Es bestehen erhebliche Zweifel an der Wirksamkeit des Impfstoffes: in der Zulassungsphase wurde ein Impfstoff mit einem um 40% höheren Anteil an Virusantigen (5,25 µg) als die jetzt ausgelieferte Vaccine (3,75 µg) getestet.

Es besteht noch kein eindeutiger Konsens ob die Impfung einmalig oder zweimalig pro Saison erfolgen soll!!!

• Es bestehen erhebliche Zweifel an der Unbedenklichkeit des adjuvantierten Wirkverstärkers, da dieser erstmals verwendet wird. Der Impfstoff enthält 27,4 mg AS03, eine Emulsion aus Polysorbat, Squalen und Tocopherol. Ausreichende Studien dazu fehlen, da in der Erprobungsphase als Surrogatkriterium lediglich der Aufbau von Antikörpertitern bestimmt wurde und nicht etwaige Nebenwirkungen.

• Hersteller wie amtliche Stellen verschweigen, dass Squalen im Gegensatz zur oralen Aufnahme (Squalen ist u.a. als Naturstoff z.B. in Olivenöl enthalten) bei subkutaner oder intramuskulärer Anwendung ein proinflammatorisches immunaktivierendes Immunogen ist.

• Autoimmunkrankheiten können damit provoziert, bereits bestehende aktiviert werden. Squalen wird mit der Entstehung eines Guillan-Barré-Syndroms (GBS) in Zusammenhang gebracht und gilt heute als der Auslöser des Golf-Krieg-Syndroms (GWS). In Tierversuchen hat Squalen das Krankheitsbild einer rheumatoiden Arthritis ausgelöst.

• Squalen aus Nahrungsquellen wird im Organismus v.a. in Membranen eingebaut. Eine impfbedingte Bildung von Squalenantikörpern löst an den Membranen chronische Entzündungen aus, die Erkrankungen wie GWS, aber auch degenerative Nervenerkrankungen wie MS, ALS, CIDP und GBS erklären.

• Die Auslieferung des Impfstoffes in Mehrfachdosenampullen ist obsolet. In Einzeldosenampullen wären Quecksilber haltige Konservierungsstoffe wie das in Pandemrix enthaltene Thiomersal überflüssig. Auch Quecksilber löst erwiesenermaßen Autoimmunkrankheiten aus.

• Da der Impfstoff weder an Kleinkindern noch an Schwangeren erprobt wurde (Einspruch der Ethikkommission), stellt die Forderung, gerade diese besonders gefährdete Bevölkerungsgruppe in der ersten Impfphase bevorzugt zu impfen, einen unzulässigen Feldversuch dar.

• Für Umweltpatienten und Immunsupprimierte (z.B. AIDS) stellt der Impfstoff ein höheres Risiko als die Schweinegrippe selbst dar.
• Der Hersteller GlaxoSmithKline (GSK) ist laut Vertrag mit der BRD weitgehend von der Haftung freigestellt. Im Falle eines Impfschadens wird der be-

troffene Impfling statt gegen GSK gegen die Regierung und somit gegen den deutschen Staat klagen müssen, ein im Regelfall aussichtsloses Unterfangen.

• Um nicht selbst in die Haftungsfalle zu geraten, muss der die Impfung durchführende Arzt den Patienten über alle Risiken der Impfung und des Impfstoffes sorgfältig aufklären. Es empfiehlt sich, diese Aufklärung im Beisein einer Helferin durchzuführen und mit einer Unterschrift vom Impfling bestätigen zu lassen. Die Aufklärung sollte auch die haftungsrechtlichen Besonderheiten umfassen. Auch der Hinweis darauf, dass andere, risikoärmere Impfstoffe in Europa existieren, diese aber wegen einer Fehlentscheidung der Bundesregierung für die deutsche Bevölkerung zur Zeit nicht zur Verfügung stehen, sollte in diesem Aufklärungsgespräch nicht fehlen.

Wegen der vorgenannten Gründe gibt der Vorstand des Deutschen Berufsverbandes der Umweltmediziner folgende Empfehlung heraus:
Aus allgemeinmedizinischen und umweltmedizinischen Überlegungen heraus rät der dbu dringend von der Durchführung einer Impfung mit Pandemrix® ab!

Dr. med. Hans-Peter Donate
Für den Vorstand des dbu
ViSdPG“
Ende Zitat.

Die Zwangsimpfung kommt! Macht euch SACHKUNDIG!

Ich kann es hier nur wiederholen: Zu viele Ärzte sind gegen Impfungen, als dass ich dafür sein könnte.
Man belügt uns folgendermaßen: „Impfungen sind verantwortlich für den Rückgang von Seuchen.“ Die Wahrheit ist: Alle Seuchen waren bereits rückläufig, lange VOR den Impfungen. DIE POCKEN z.B. waren bereits nahezu verschwunden, als man begann „dagegen“ zu impfen. Dies und mehr beweise ich mit diesem Buch..

BEWEIS I
Das statistische Bundesamt Wiesbaden, Gruppe VII, belegt ganz klar, dass die Diphtherie-Todesfälle in Deutschland (1906-1933) VON SELBST zurückgingen. Der Grund dafür sind nicht Impfungen, da diese zu dem Zeitpunkt noch gar nicht eingesetzt wurden. Der Grund für die Rückläufigkeit von Diphtherie-Todesfällen ist die Verbesserung der hygienischen Umweltbedingungen und sonst gar nichts.
Impfungen halten Krankheiten am Leben!

BEWEIS 2

Studien über Diphtherie-Erkrankungen, Italien betreffend, führten zum gleichen Ergebnis. Sie waren bereits stark im RÜCKGANG begriffen VOR Impfung, und dieser Rückgang wurde dann **durch** Impfung von 1963 bestenfalls verzögert und nicht beschleunigt.

Impfungen halten Krankheiten am Leben!

Quelle: Epidemiology of pertussis in a developed country. The Italien experiment. (Infectious Diseases Journal 1992)

BEWEIS 3

DIPHTHERIE IN ÖSTERREICH

Desgleichen. Diphtherie in Österreich wurde und wird durch **Impfungen** am Leben erhalten, denn als 1952 geimpft wurde, war Diphtherie in Österreich völlig verschwunden, eben auf Grund der verbesserten hygienischen Verhältnisse.

Impfungen halten Krankheiten am Leben!

Quelle: Diphtherie in Österreich 1926 – 1956. Int. J. Prophyl Med 2 : 100 (1958) (Dr. Wolfgang Ehrengut

BEWEIS 4

Impfungen haben gar nichts mit dem Rückgang von Krankheiten zu tun. Dies ist leicht bewiesen, indem man vergleicht zwischen geimpften und ungeimpften Gebieten.

Impfungen halten Krankheiten am Leben!

Quelle: Simone Delarue, Von 1964 bis 1979 leitende Direktorin der französischen Liga für Impffreiheit, dann Präsidentin und Ehrenpräsidentin.
Vergleich zwischen geimpften und ungeimpften Gebieten in Genf und Budapest.

BEWEIS 5

Dr. Wolfgang Ehrengut beweist den Impfschwindel ganz offensichtlich. Die Impfer schreiben sich den Rückgang von Diphtherie in Deutschland auf die Fahne. Die Statistik zeigt aber etwas ganz anderes, nämlich ein ANSTEIGEN der Diphtherie bei Einführung der Impfpflicht 1925, also zu einem Zeitpunkt, als Diphtherie nahezu ganz verschwunden war. Die IMPFUNG „gegen“ Diphtherie führte zum ANSTIEG der Diphtherie in Deutschland und dieser Anstieg der Diphtherie wurde noch intensiviert durch eine weitere Impfpflicht von 1937. Die jetzt auf uns zukommende Impfpflicht wird wieder zu einem Anstieg von Seuchen führen. Das Absinken in der Statistik erklärt sich durch Rückgang von Diphtherie, TROTZ Impfungen und nicht WEGEN Impfungen, also auf Grund der Verbesserung der Lebensbedingungen etc., etc.

Impfungen halten Krankheiten am Leben!

Quelle: Diphtherie in Deutschland. Dr. Ehrengut.

Aber der Impfbetrug geht weiter, dieses Mal in England.

BEWEIS 6

Antitoxin Behandlung wirkt heilend, z. B. bei Simultan-Impfung gegen Tetanus, wobei die IMPFUNG „gegen" Tetanus völlig wirkungslos ist, die antitoxische Behandlung aber hilft. Dies wird bewiesen durch Prof. Thomas McKeown. Als die nationale Impfkampagne begann, war die Todesrate bereits ganz unten.
Impfungen halten Krankheiten am Leben!
Quelle: Prof. Thomas McKeown. Todesraten bei Kindern unter 15: England und Wales.

BEWEIS 7

DIE HIB IMPFUNG

Diese Impfung ist gegen das Bakterium Haemophilus influenzae Typ b gerichtet, um angeblich eine Infektion zu verhindern. In Wirklichkeit **verursacht** diese Impfung oft genau die Krankheit, gegen die sie angeblich gerichtet ist, also z. B. Hirnhautentzündung sowie weitere Entzündungen im Hals – Nasen – Ohren – Bereich. Das Ganze ist ein ausgemachter krankmachender Schwindel, bei dem es den Geimpften buchstäblich schwindelig wird.
Die HIB Impfung verursachte 1996 den ANSTIEG der Krankheit und keinen Rückgang. Die Impfer argumentieren perverser Weise so: DANN MUSS MAN EBEN MEHR IMPFEN. Dazu sage ich: HERR, LASS HIRN REGNEN!
Impfungen halten Krankheiten am Leben!
Quelle: Statistisches Bundesamt Wiesbaden/Bonn. (ESPED: Erfassung schwerer pädiatrischer Erkrankungen in Deutschland).

BEWEIS 8

HIB RÜCKGANG?

Hier ein weiterer Beweis dafür, dass Impfung NICHTS mit dem Rückgang von HIB zu tun hat und hatte. Impfungen wurden erst gesetzt, als die Kurve fast ganz unten angelangt war, die Fälle also rückläufig waren. Die Impfer sprangen auf den fahrenden Zug. Der fährt aber nach Nirgendwo…
Impfungen halten Krankheiten am Leben!
Quelle: Rückgang der HIB Krankheit seit Einführung der Impfung. JAMA 1991

BEWEIS 9

ANGEBLICHER RÜCKGANG VON TODESFÄLLEN BEI HPV IMPFUNG.

Hier blufft das statistische Bundesamt mit der Wahrheit und BEWEIST: HPV Impfung gegen Gebärmutterhals-Krebs hat NICHTS mit dem Rückgang der Todesfälle zu tun!! Vor vielen Jahren schrieb ich in meinem Buch *DER MANN DER AIDS ERSCHUF*: KREBS IST EINE VIRALE KRANKHEIT. Alle haben gelacht. Heute ist es medizinisches Allgemeinwissen, darum impft man ja auch dagegen, aber eben ERFOLGLOS, ja, man hält die Krankheit damit am Leben!

Das *BUCH DES LICHTS* lehrt: HPV ist einfach das Ergebnis der sexuellen Revolution! Als die Impfung 2006 zugelassen wurde, war die Krankheit bereits wieder im Abklingen. Man hatte einfach vorsichtiger Sex!
Impfungen halten Krankheiten am Leben!
Quelle: Statistisches Bundesamt

BEWEIS 10
KEUCHHUSTEN-IMPFUNG IN ENGLAND.
Prof. Mc Keown sagt ganz klar, dass die Todesrate durch Keuchhusten fast bei NULL war, als man mit Impfungen „dagegen" begann.
Impfungen halten Krankheiten am Leben!
Quelle: Prof. Thomas McKeon.

BEWEIS 11
KEUCHHUSTEN-IMPFUNGEN IN DEN USA!
Auch hier blufft das offizielle CDC (Zentrum für Krankheitskontrolle) mit der Wahrheit und enthüllt GANZ KLAR: Keuchhusten war 1964 schon fast völlig verschwunden, als man mit Impfungen begann!
Impfungen halten Krankheiten am Leben!
Quelle: CDC Centers for Disease Control

BEWEIS 12
IMPFUNGEN IN DER SCHWEIZ
Die Schweizer singen: „Im Sommer scheint Sonne, im Winter da schneits, in der Schwiez, in der Schwiez, in der Schweiz!"
Aber wie steht es mit den **Keuchhusten-Todesfällen** in der Schweiz?
Folgendermaßen: Auch hier springt man auf den Impfzug nach Nirgendwo. Auch hier hat man mit Impfung erst begonnen, als Keuchhusten-Todesfälle schon fast verschwunden waren, UND DAS GANZ OHNE IMPFUNGEN.
Impfung hält die Krankheit am Leben!!
Quelle: Pertussis Todesfälle Schweiz 1910 - 1980

BEWEIS 13
Die Impfer schreiben sich auf die Fahne, dass sie Bronchitis, Lungenentzündung und Grippe verhindern. Die Wahrheit ist aber: Impfungen VERURSACHEN diese Krankheiten, lange nachdem diese von selbst verschwunden sind. Die Statistik von Prof. Mc Keown macht es klar. In England und Wales waren diese Krankheiten stark im ABKLINGEN, als man begann, dagegen zu impfen.
Impfungen halten Krankheiten am Leben!
Quelle: Prof. Thomas McKeown

BEWEIS 14

DIE POCKEN-LÜGE

Die Wahrheit ist: Pocken sind ganz von selbst verschwunden, als die hygienischen Zustände sich verbesserten. Als das Reichsimpfgesetz „gegen" Pocken in Kraft trat, waren die Pocken schon längst VERSCHWUNDEN! Heute sind sie wieder da. Pocken sind NICHT ausgerottet! - Impfungen halten Krankheiten am Leben!
Quelle: Pocken und Impfstatistik im Handbuch der Pockenbekämpfung und Impfung (Lentz) Berlin 1927

BEWEIS 15

DAS OFFIZIELLE HANDBUCH DER IMPFUNG

Des Weiteren beweist dieses offizielle Handbuch, dass Impfungen mit dem Rückgang von Todesfällen nichts zu tun haben. Man will allerdings mit manchen Statistiken den Eindruck erwecken, dass Impfung mit dem Rückgang von Todesfällen zu tun hätte, ABER es fehlen die Jahre DAVOR!
Im August 1807, als die Pocken längst verschwunden waren, wurde in Bayern als weltweit erstem Land eine Impfpflicht eingeführt. Wenig später kommt es in ganz Deutschland zu einem enormen ANSTIEG von Todesfällen! Und zwar NACH den Impfungen bzw. nach Verschärfung der Impfgesetze. Braucht man mehr Beweise?
Impfungen halten Krankheiten am Leben!

BEWEIS 16

NOCH MEHR POCKEN LÜGEN

Manche bringen als Argument Statistiken für die Wirksamkeit von Pocken-Impfungen. ABER: So wie die Pocken von selbst verschwanden, lange VOR Impfungen, so verringerten sich auch die Todesfälle, TROTZ Impfungen. Quod erat demonstrandum.
Impfungen halten Krankheiten am Leben!

BEWEIS 17

RÜCKGANG VON SÄUGLINGSSTERBLICHKEIT IN HAMBURG!

Impfungen haben damit NICHTS zu tun! Die offizielle Statistik zeigt ganz klar, dass u. a. die Verbesserung des Trinkwassers der Elbe zu einem Rückgang der Säuglingssterblichkeit führte.
Impfungen halten Krankheiten am Leben!

BEWEIS 18

DIE SCHARLACH LÜGE

Die Impf Mafia ist manchmal so dreist, Grafiken zu präsentieren und dies als Beweis zu nehmen für den Rückgang von Scharlach-Todesfällen durch IMPFUNGEN. Die Wahrheit aber ist: **In dem dort dargestellten Zeitraum WURDE NIE GEGEN SCHARLACH GEIMPFT!!!**

BEWEIS 19
Der Impfwahnsinn geht weiter!
RÜCKGANG VON TUBERKULOSE-TODESFÄLLEN IN DEUTSCHLAND
Es ist wie bei den Pocken. Tuberkulose verschwand von selber und wird durch Impfungen am Leben erhalten.
Impfungen halten Krankheiten am Leben!

BEWEIS 20
TUBERKULOSE-TODESFÄLLE IN ÖSTERREICH
Auch hier ist ganz klar ersichtlich: Die Todesfälle waren bereits extrem im Abklingen, als ab 1950 mit den Impfungen begonnen wurde.
Impfungen halten Krankheiten am Leben!

BEISPIEL 21
TETANUS ERKRANKUNGEN UND TODESFÄLLE IN DEN USA
Hier zeigt sich ebenfalls, dass TROTZ Impfungen und nicht WEGEN Impfungen ganz klar ein Rückgang zu verzeichnen ist. Ja, die Impfungen VERZÖGERN sogar den Rückgang und führen zu einem ANSTIEG der Erkrankungen etc., wie seit Beginn der Impfungen 1941 in den USA zu sehen ist. Impfungen halten Krankheiten am Leben!
Quelle: Vaccines 2004, Seite 751

BEWEIS 22
TETANUS-TODESFÄLLE IN ENGLAND UND WALES
Die waren ebenfalls voll rückläufig, als man um 1940 die Impfungen drauf pfropfte und Tetanus aktiv blieb.
Impfungen halten Krankheiten am Leben!
Quelle: Prof. Thomas McKeown

BEWEIS 23
RÜCKGANG VON TODESFÄLLEN IN ENGLAND UND WALES GANZ OHNE IMPFUNG! Die Impfung kam erst, als es schon fast keine Todesfälle mehr gab! Worauf diese prompt anstiegen!
Impfungen halten Krankheiten am Leben!
Quelle: Prof. Thomas McKeown

BEWEIS 24
NUN ZU DEN MASERN!
Bis 1975 waren Masern-Todesfälle in Deutschland fast auf NULL! DANN ERST kamen die Impfungen, und die haben die Masern UND die Todesfälle am Leben erhalten! Impfungen halten Krankheiten am Leben!
Quelle: Statistisches Bundesamt.

BEWEIS 25

MASERN IN DEN USA

Neunmalkluge kommen auf die Idee, Grafiken als Beweis dafür anzuführen, dass Masernimpfungen wirken. ABER diese Grafiken beginnen erst mit dem Zeitpunkt der **Impfeinführung** und blenden oft den vorherigen Kurvenverlauf aus. Traue keiner Statistik, die du nicht selbst gefälscht hast!

Impfungen halten Krankheiten am Leben!

BEWEIS 26

MASERN IN DEN USA

Die Statistik beginnt hier im Jahre 1950, 13 Jahre VOR Impfung. Die rückläufige Kurve von bzw. ab 1963 ist hier schon weniger radikal. Die rückläufige Tendenz der Masernfälle ist bereits in den Jahren davor zu sehen. Verbesserte hygienische Verhältnisse und NICHT-Impfung führten TROTZ IMPFUNG zu einem Rückgang der Masernfälle.

Impfungen halten Krankheiten am Leben!

Quelle: Successes and Failures in Measles Control, Cutts and Markkowitz. Journal of Infectious Diseases 1994, (pages 32 – 41)

BEWEIS 27

MASERNKRANKE UND MASERNTOTE IN USA

Als es in den USA schon fast keine Masern-Todesfälle mehr gab, begann man mit den Impfungen!

Fakt ist: Die Statistik beginnt 1912. Sie zeigt eine ungefähr gleichbleibende Anzahl erfasster Masernerkrankungen, die Todesfälle aber nahmen ab, obwohl da noch gar nicht geimpft wurde!

Impfungen halten Krankheiten am Leben!

Quelle: Dr. Ehrengut. Die Impffibel.

BEWEIS 28

MASERN-TODESFÄLLE IN USA (1912 - 1992)

Die CDC Grafik schreit einem förmlich die Wahrheit ins Gesicht! BEVOR die Impfung kam, waren nämlich die Todesfälle schon fast auf NULL.

Impfungen halten Krankheiten am Leben!

Quelle: CDC

BEWEIS 30

MASERN-TODESRATEN IN ENGLAND UND WALES

Professor Mc Keown macht es klar: Lange VOR Einführung der Impfung begann der RÜCKGANG von Masernsterblichkeit!

Impfungen halten Krankheiten am Leben!

Lieber Leser,
es handelt sich also bei Impfungen um einen Betrug an der Bevölkerung mit dem Ziel, sie krank und dumm zu halten. Dem muss man entgegenwirken. Wir sind doch keine Schafe, die sich zur Schlachtbank führen lassen, oder?
Wir können also den Gesundheitsbehörden nicht vertrauen Entweder sie sind nicht kompetent oder Teil dieses Betruges, und man weiß gar nicht, was schlimmer ist.
DARUM:
Den Begriff IMPFUNG kann man, freundlich gesagt, ersetzen durch den Begriff UNGEKLÄRT.
Es ist hiermit bewiesen, dass es sich bei Impfungen um KÖRPERVERLETZUNG handelt, die man entsprechend hart bestrafen sollte.
Man will uns einreden, dass Geimpfte gesünder sind als Ungeimpfte. Das ist eine freche Lüge. Es gibt keinen gesundheitlichen Vorteil von Impfungen. KRANK will man uns halten. So ist das.
Man beweise mir das Gegenteil. Es gibt nämlich keine systematisch vergleichende Studie zwischen Geimpften und Nichtgeimpften. Man schiebt ethische Gründe vor, aber das ist nichts weiter als eine schändliche Ausrede! *DAS BUCH DES LICHTS* und seine Zweigschriften reißen der kriminellen Impfmafia die verbrecherische Maske vom Gesicht.

Der ANTIKÖRPERTITER IRRSINN oder DAS PAUL – LÜGEN – INSTITUT

Nur weil Antikörper gemessen werden, ist dies kein Beweis für Immunität. Denn es gibt außer Antikörpern noch andere Bestandteile der Immunabwehr. Man kann NULL Titer haben und dennoch immun sein. Und man kann bis zum Rand voll mit Antikörpertiter sein und TROTZDEM erkranken.
ES GIBT KEINEN WISSENSCHAFTLICHEN BEWEIS FÜR DIE WIRKSAMKEIT VON ANTIKÖRPERN, EINE ERKRANKUNG BETREFFEND.
Bestes Beispiel TETANUS!
Dies soll hier im Detail erklärt werden.
Die Impfmafia will uns glauben machen, dass die Wirksamkeit eines Impfstoffes durch die Höhe der Antikörpertiters bestimmt wird. Viele mutige Ärzte sagen: DAS IST ABSOLUTER BLÖDSINN, DAZU ERFUNDEN, IMPFLINGE KRANK ZU HALTEN!
Dennoch bleibt das Paul-Ehrlich-Institut bei dieser Definition. Darum habe ich es umbenannt in **Paul-Lügen-Institut.**
Prof. Dr. med Ulrich Heininger, Mitglied der STIKO (Ständige Impfkommission), schreibt in *HANDBUCH KINDERIMPFUNG*: **„Es ist weder notwendig noch sinnvoll, durch Blutentnahme und Antikörperbestimmung nach einer durchgeführten Impfung die Wirksamkeit zu bestimmen.“ (!!!)**

Die Bundesseuchenbehörde gibt all dies zu, indem sie die Höhe der AK Konzentration nicht als Kriterium für Immunität betrachtet. Diese Herrschaften bluffen wieder mal mit der Wahrheit. DENN: Wenn die Höhe der AK Konzentration keine sichere Aussage über Immunität zulässt, wie kann sie zugleich ein Nachweis für deren Nutzen sein?
Die Impfer haben KEINE UNTERLAGEN, die belegen, dass ein hoher AK-Titer vor einer Erkrankung schützt! Sie verweisen dann auf das immunologische Gedächtnis, welches auch bei niedrigen Titern eine ausreichende Antikörper-Bildung gewährleistet, was aber wiederum NICHT MESSBAR ist.
BDL LEHRT: Antikörper gegen den Impfstoff sind WIRKUNGSLOS gegen das dann **wirklich** angreifende Virus! Fakt ist: Ein hoher Titer schützt NICHT gegen Erkrankung. Impfungen halten Krankheiten am Leben!

WARUM macht ihr nicht folgendes: Beobachtet eine große Anzahl von Kindern mehrere Jahre lang und vergleicht deren Gesundheitszustand mit den Titerwerten! NUR SO kann man dann sehen, ob die NICHT erkrankten Kinder hohe Titerwerte hatten und deshalb nicht erkrankten. Aber man traut sich nicht, solche Tests durchzuführen, weil sie den Betrug aufdecken würden. Diese Betrüger wollen nachweisen, dass ein AK-Titer wirksam ist, zugleich geben sie in ihren Abhandlungen zu, dass er zu ungenau ist.
Diese Impfer geben ganz offen zu, dass keine allgemeine Aussage darüber existiert, ob hoher Antikörpertiter eine Garantie für Nichterkrankung ist. Man verweist auf die EU, als ob die etwas wüssten, außer wie man Diäten kassiert!
Es gibt also ganz klar KEINE WISSENSCHAFTLICHEN BEWEISE FÜR DIE WIRKSAMKEIT VON IMPFUNGEN! Das Ganze ist einfach ein ausgemachter sehr PROFITABLER KRANKMACHENDER SCHWINDEL!
Impfungen sind also Körperverletzungen von Gesunden!

Ich habe es ja oben bereits angedeutet. Der Titer (also Antikörpergehalt) gegen den Impfstoff ist ein anderer als der Titer, der entsteht, wenn das wirkliche Virus kommt. Aber bleiben wir noch etwas bei diesem Thema. Hat jede Infektionskrankheit ihren eigenen schützenden Antikörper-Titer?
Was ist überhaupt ein Antikörpertiter? Wenn Impfstoff oder wirkliches Virus in den Blutstrom eintritt, dann reagiert das Blut mit Antikörpern, welche gegen die eingedrungenen Antigene (sei es vom Impfstoff oder ansonsten) gerichtet sind. Antikörpertiter sind die Bodyguards des Körpers. Man misst das Ganze in IE/ml, also in „Internationale Einheiten je Milliliter“. Soweit, so gut.
Nun behaupten die Impfer, dass zu jeder Infektion ein Titer passt, aber damit haben sie schon die Nichtwirksamkeit von Impfungen bestätigt, denn kein Virus gleicht dem anderen und schon gar nicht dem Virus im Impfstoff. Die Morphologie wechselt ständig. Auch Impfung mit Antigenen ändert nichts daran.

Die Impfer haben ja nicht mal eine einheitliche Titerbestimmung! Nehmen wir nur einmal die Masern! Da variieren die Werte von 120 – 150, ja bis 200!
Man kommt daher bedingt durch diese ungleichen Werte immer zu dem gleichen Ergebnis. Das Ganze ist ein Schwindel. Antikörper können keinerlei Aussage bezüglich eines Schutzes nach Impfungen machen. Das wird ja auch bestätigt durch die Pharma Industrie, welche offen zugibt, dass ohne Adjuvantien keine zusätzlichen Antikörper gebildet werden, was nichts anderes bedeutet, als dass die Mikrobenpartikel, in welcher Form auch immer, keine Antikörperbildung und somit auch keine Immunität verursachen können. Ende der Kletterstange.

Die Impfmafia will mit aller Macht verschleiern, dass Antikörper UNspezifisch sind, da dies die Argumente FÜR das Impfen endgültig ad absurdum führen würde. Lassen wir ruhig mal die Impfmafia zu Worte kommen. Sie argumentieren so:
„Wenn man sich über Impfungen informiert, stößt man unweigerlich früher oder später auf Grafiken, die den Rückgang der Todesfälle diverser Krankheiten schon vor Einführung der entsprechenden Impfungen zeigen sollen und auf diesem Wege angeblich die Unwirksamkeit von Impfstoffen beweisen. Diese Diagramme weisen häufig eine fehlerhafte und verfälschende Aufteilung der Achsen auf und beziehen sich zudem meist auf die Todes- und nicht auf die Erkrankungsfälle. Will man hingegen die Wirksamkeit einer Impfung beurteilen, so sollte man die Erkrankungsfälle im Verhältnis zur Bevölkerungszahl setzen und keinesfalls die Todesfälle." (Ende Zitat)

Dazu sage ich: Die Achsenfälschungen werden ja wohl mehr von der Impfmafia begangen, wie bewiesen. Außerdem beweisen die Grafiken ganz klar, dass ein Rückgang von Erkrankungsfällen auch OHNE Impfung zu verzeichnen ist. Des Weiteren sind es oft DIE GEIMPFTEN, welche die Ungeimpften anstecken. ZUNÄCHST EINMAL und wie in diesem Buch bewiesen:
Geimpfte Kinder sind angeblich gesünder als ungeimpfte. Das ist eine freche Lüge. Es wurden zwei inoffizielle Studien durchgeführt, in denen die Erkrankungsraten von geimpften mit jenen von ungeimpften Kindern verglichen wurden. Das Ergebnis: Kinder, die „ordnungsgemäß" durchgeimpft wurden, sind ANFÄLLIGER für chronische Krankheiten als ungeimpfte Kinder. DES WEITEREN:
Hier sind die Ergebnisse einer wissenschaftlichen Studie mit dem Vergleich geimpfter und ungeimpfter Kinder (*"vaxxed vs. unvaxxed"*) bezüglich Entwicklungsauffälligkeiten (Mawson 2017).
Man hat in vier US-amerikanischen Bundesstaaten Kinder untersucht, die zu Hause unterrichtet wurden und deren Mütter Auskunft über den Impfstatus gaben (im Zusammenhang mit den bisherigen akuten und chronischen Erkrankungen, inklusive Arzt- und Krankenhausbesuche), aber auch Kinder mit Entwicklungsauffälligkeiten, also Lernbehinderungen, ADHS und Autismus-Spektrum-Störungen (ASS) etc.

Dies führte zu folgenden Ergebnissen bzw. Horror-Gleichungen:

Geimpfte Kinder = höheres Risiko für Mittelohrentzündungen, Lungenentzündungen, ADHS, ASS oder Lernbehinderungen, inklusive chronische Erkrankungen.
Ungeimpfte Kinder = fast nichts davon

Wir verstehen jetzt die radikale Äußerung vieler Impfgegner, Kinderimpfer seien Kinderschänder! ES SIND DIE GEIMPFTEN, WELCHE DIE UNGEIMPFTEN ANSTECKEN! Oder freundlicher gesagt: Frisch Geimpfte sind ansteckend oder können ansteckend sein!
Dies wird ganz klar belegt durch das Robert-Koch-Institut sowie von Dr. Steffen Rabe! „Siehe auch (www.impf-info.de).

Die Schulmedizin lehrt: Jeder kranke Mensch hat ein geschwächtes Immunsystem, und damit hat sie Recht. Also will man das Immunsystem stärken. So weit so gut. Um dies zu bewirken, muss man verstehen, wie ein Immunsystem funktioniert. Dieses Wissen aber hat die Schulmedizin eben nicht bzw. nicht ganz. Das geben unsere Schulmediziner ganz offen zu, umschreiben es verschämt mit "Kommunikationswege zwischen Nervensystem, Hormonsystem und Immunsystem und das angebliche Reagieren auf neurochemische Signale vom Nerven- und Hormonsystem."

Fakt ist: Man kann sich bei einer kranken Person anstecken oder auch nicht. Warum ist das so? Liegt es am Immunsystem? Woher wollen wir das wissen, wenn die Schulmedizin seine Funktionsweise gar nicht genau definieren kann?
Selbst wenn links und rechts die Menschen wie Fliegen bei einer Seuche sterben, gibt es einige, die davon NICHT befallen werden. Das BDL nennt es VIRALES KARMA. Aber lassen wir das mal außen vor. Festgestellt, doch meist verschwiegen, wurde: Geimpfte können SEHR WOHL Ungeimpfte anstecken. Vor allem mit LEBENDIMPFSTOFFEN Geimpfte können Ungeimpfte anstecken! Mit VARIVAX gegen Windpocken Geimpfte stecken oft die Ungeimpften an!

Das Robert Koch Institut berichtet: "In seltenen Fällen kann das Impfvirus von gesunden geimpften Personen mit oder ohne varizellenartigen Ausschlag auf gesunde empfängliche, auf schwangere und auf immunsuüprimierte Kontaktpersonen übertragen werden." (!!!)

UND

„Nach der Markteinführung wurde die Übertragung von Impfvirus-Stämmen auf nicht geimpfte Kontaktpersonen beobachtet."

UND

"Es kommt vor, dass Impfviren innerhalb der ersten 7 Tage nach der Impfung über den Stuhl ausgeschieden werden. Der Anteil der Kinder, der virale Antigenpartikel ausscheidet, wird von Impfdosis zu Impfdosis geringer. ***Eine Übertragung von Impfviren ist möglich****, daher sollten Personen, die zu kürzlich geimpften Säuglingen Kontakt haben, auf eine sorgfältige Hygiene z.B. nach dem Wechsel der Windeln des Kindes achten. Bei Säuglingen, die Kontakt zu immungeschwächten Personen haben, sollte die Entscheidung über eine Rotavirus-Impfung mit Bedacht erfolgen."*

DOCH DANN KOMMT GLEICH DER RÜCKZIEHER!

"Eine Übertragung von Masern- oder Mumpsviren von einer geimpften Person auf empfängliche Kontaktpersonen ist bisher nicht beschrieben worden. Es ist bekannt, dass eine Ausscheidung des Röteln- und Masernvirus über das Rachensekret etwa 7 bis 28 Tage nach der Impfung auftritt, wobei die maximale Ausscheidung um den 11. Tag liegt. Allerdings liegen keine Hinweise darauf vor, dass diese ausgeschiedenen Impfviren auf empfängliche Kontaktpersonen übertragen werden. Eine Übertragung des Röteln-Impfvirus auf Säuglinge über die Muttermilch und über die Plazenta wurde beschrieben, ohne dass dies zu einer Erkrankung führte."

ABER

Warum warnt man bei Impfstoffen wie Varivax, Rotarix und RotaTeq vor dem Kontakt zu Schwangeren und immungeschwächten Personen??

Vor MMR-Impfung warnt man nicht, aber der Geimpfte scheidet doch dort ebenfalls Röteln- und Masernviren aus. Warum warnt man hier nicht? Weil keine Hinweise vorliegen?! Man will doch hier ganz klar den Bürger täuschen. Der Impfstoff ENTHÄLT doch das Virus und macht damit alle Geimpften zu einem Ansteckungsherd!

Das Robert Koch Institut kontert mit einem Bluff. Ich zitiere:
"Die Impfung gegen Masern ist für alle Erwachsene empfohlen, die nach 1970 geboren wurden und noch gar nicht oder nur einmal in der Kindheit gegen Masern geimpft wurden oder deren Impfstatus unklar ist. Vorzugsweise sollte ein MMR-Kombinationsimpfstoff verwendet werden."

Die Sache ist doch eindeutig. Impfviren sind ANSTECKEND! Das wird ganz klar bestätigt durch das Robert Koch Institut, welches vor dem Kontakt frisch geimpfter Personen mit Schwangeren, immungeschwächten Personen etc. WARNT.

Quellen:
(I)
http://www.medizinpopulaer.at/archiv/medizin-vorsorge/details/article/kraftspender-fuers-immunsystem.html
(II)
http://www.psycho-allergologie.de/Stand-des-Wissens-DGPA-2.htm
(III)
http://www.impfservice.de/fileadmin/user_uploads/pdfs/Fachinformationen/FI-VARIVAX_12-2013-SRZ.pdf
(IV)
http://www.ema.europa.eu/docs/de_DE/document_library/EPAR_-_Product_Information/human/000639/WC500054789.pdf
(V)
http://www.ema.europa.eu/docs/de_DE/document_library/EPAR_-_Product_Information/human/000669/WC500054185.pdf
(VI)
https://www.rki.de/SharedDocs/FAQ/Impfen/Rota/FAQ-Liste_Rotavirus_Impfen.html

Was ist mit den Personen, die vor 1970 geboren wurden? Welche langfristigen Gefahren bergen die Impfungen, wenn der Impfling die Krankheit schon durchgemacht hat? Das sagt Dr. Steffen Rabe (IX): "Im Anschluss an eine Masernimpfung kann im Einzelfall das verimpfte Virus im Rachenabstrich des Impflings nachgewiesen werden – geimpfte Kinder können dieses Impfvirus also offenbar weiterverbreiten, wobei das nach der Impfung häufig auftretende Fieber („Impfmasern") Hinweis auf eine stattfindende Virusvermehrung im Körper ist (Morfin 2002)."

Weiteres zur MMR: (IX) (X):
- Toxische Epidermolyse: im engen zeitlichen Zusammenhang mit einer MMR-Impfung wurde eine schwere toxische Epidermolyse (Lyell-Syndrom, Ablösen der oberen Hautschichten) beschrieben (Dobrosavljevic 1999).
- Guillain-Barré-Syndrom, Taubheit, Entzündung der Sehnerven (Optikusneuritis) (Neustaedter 1996).
- Auch andere Formen geistiger Entwicklungsverzögerung sind nach der MMR-Impfung beschrieben – das Risiko liegt deutlich höher als selbst für die „alte Keuchhustenimpfung" (Geier 2003).
- Das Risiko einer Hirnhautentzündung nach der MMR-Impfung hängt im Wesentlichen von dem verwendeten Mumps-Impfvirusstamm ab - es ist am höchsten für den so genannten Urabe-Stamm (mehr als 14-fach erhöht). Die Meningitis tritt am häufigsten 3 - 5 Wochen nach der Impfung auf (Demicheli 2012), wodurch die Mehrzahl der Fälle wohl nicht mehr mit ihr in Verbindung gebracht und damit eben auch nicht erfasst werden.

- Auch potentiell lebensbedrohliche Blutgerinnungsstörungen (Thrombozytopenie) treten nach MMR-Impfung deutlich häufiger (Andrews 2012), einigen Studien zu Folge sechs mal so häufig auf wie ohne (Demicheli 2012), und auch hier verhindert das große Zeitfenster (bis zu 6 Wochen nach der Impfung) und der damit oft ignorierte Zusammenhang zur Impfung eine zuverlässige Meldung und damit Erfassung dieser Komplikation. Das waren einige unerwünschte Arzneimittelnebenwirkungen von www.impf-info.de).

Wir hoffen, dass wir Ihnen einen kleinen Einblick geben konnten, wie grotesk die Hersteller und Behörden Informationen niederschreiben. Verbreiten Sie dieses Wissen und informieren Sie sich selbst mit den angegebenen Links.

Quellen:

(I)
http://www.medizinpopulaer.at/archiv/medizin-vorsorge/details/article/kraftspender-fuers-immunsystem.html

(II)
http://www.psycho-allergologie.de/Stand-des-Wissens-DGPA-2.htm

(III)
http://www.impfservice.de/fileadmin/user_uploads/pdfs/Fachinformationen/FI-VARIVAX_12-2013-SRZ.pdf

(IV)
http://www.ema.europa.eu/docs/de_DE/document_library/EPAR_-_Product_Information/human/000639/WC500054789.pdf

(V)
http://www.ema.europa.eu/docs/de_DE/document_library/EPAR_-_Product_Information/human/000669/WC500054185.pdf

(VI)
https://www.rki.de/SharedDocs/FAQ/Impfen/Rota/FAQ-Liste_Rotavirus_Impfen.html

(VII)
http://www.ema.europa.eu/docs/de_DE/document_library/Referrals_document/Priorix_30/WC500124199.pdf

(VIII)
http://www.rki.de/SharedDocs/FAQ/Impfen/MMR/FAQ04.html

(IX)
http://www.impf-info.de/index.php?option=com_content&view=article&id=117%3Amasern-die-impfung-nebenwirkungen&catid=49%3Aimpfungenmasern&Itemid=297

(X)
http://www.impf-info.de/die-impfungen/72-impfungen-mmr.html

BDL LEHRT: Die Krankheit ist bereits der Heilungsvorgang. Masern z. B. sind GUT. Das Kind entwickelt Antikörper OHNE Impfungen und bekommt nie wieder Masern. Impfungen hingegen halten die Masern am Leben.

Des Weiteren belügen uns die Impfer mit folgender These:

"Der Beweis der Wirksamkeit erfolgt bestenfalls über eine Doppelblindstudie. Hierbei werden die Probanden zufällig („randomisiert“) in zwei Gruppen eingeteilt: eine erhält den Impfstoff, während dem anderen Teil der Probanden ein wirkungsloses Kontrollpräparat (Placebo) verabreicht wird. Dabei wissen weder Arzt noch Patient, wer tatsächlich einen Impfstoff erhalten hat („doppelblind“).
Ist der Impfstoff wirksam, so werden unter den geimpften Probanden weniger Personen erkranken als in der ungeimpften Kontrollgruppe. Diese signifikante Reduktion belegt die Wirksamkeit der Impfung.
Bei Impfstoffen, die wie die Masernimpfung schon sehr lange auf dem Markt sind, liegen Daten von Millionen von Menschen vor, die Wirksamkeit und Sicherheit belegen. Des Weiteren sprechen sinkende Erkrankungszahlen für die Wirksamkeit von Impfungen. Eindrucksvolle Beispiele sind dabei die Ausrottung von Pockenviren, die Zurückdrängung von Polioviren (Europa ist seit 2002 poliofrei) und die deutliche Verringerung der Fallzahlen von Infektionen mit Haemophilus influenzae Typ b." (Zitat Ende)

ES GIBT EINE SOLCHE STUDIE ABER NICHT, DENN SIE WÜRDE BEWEISEN, DASS IMPFUNGEN NICHT WIRKEN! Und die Pockenviren sind überhaupt nicht ausgerottet! Pocken und Masern sind auf dem Vormarsch, und zwar unter anderem WEGEN Impfungen! Und Europa ist auch nicht Poliofrei! Alles nur Lug und Betrug! Jede Impfung ist eine schwere Menschenrechtsverletzung!

Impfer sind Mörder?

Allein in Deutschland sterben jeden Tag viele Menschen nach einer Impfung! Das von mir umbenannte Paul-Lügen-Institut hat dies Jahrzehntelang geheim gehalten!!
Dann endlich hat das Robert-Koch-Institut sich bequemt, gezwungen durch Bücher wie dieses, die Zahlen der Impftoten zu veröffentlichen. Das ist aber nach Einschätzung vieler Experten nur die Spitze des Eisbergs. Man rechnet mit tausenden von Impftoten pro Jahr in Deutschland. Aber man versichert uns, dass die verimpften Impfstoffe sicher seien. Die Melderate für Impfkomplikationen beträgt vielleicht EIN PROMILLE. Also rechnet die „offiziellen“ Zahlen mal tausend, und ihr kommt der Wahrheit schon näher!!! Die Impfmafia hat sich juristisch abgesichert. Die können von Impfopfern NICHT belangt werden. Ihr solltet euch was schämen, ihr Impfmörder! Demnach sterben in Deutschland jeden Tag VIELE MENSCHEN nach einer Impfung!

Alles nur Zufall, argumentiert die Impfmafia. Todesfälle unter Geimpften seien nicht häufiger als im Bevölkerungsdurchschnitt. Da beleidigen die Impfer aber wieder mal meine Intelligenz, DENN: Dann müsste man ja die Geimpften mit den Ungeimpften vergleichen. Die Impfer antworten: Nun ja, die Mehrzahl der Bevölkerung IST ja geimpft, daher kann der Bevölkerungsdurchschnitt nicht als Vergleichsmasse dienen. Und ein Vergleich mit Ungeimpften sei unethisch. Auch das ist natürlich Quatsch, denn kein einziger in Deutschland zugelassener Impfstoff gibt einen ordentlichen Nachweis, einen gesundheitlichen Vorteil von Geimpften gegenüber Ungeimpften betreffend. Alles Lug und Betrug.
Die Impfmafia versichert uns: Wir gehen jedem einzelnen Todesfall akribisch nach. Doch sie lügen, dass sich die Balken biegen! Denn in vielen Fällen ist diesen Leuten ja nicht einmal der verabreichte Impfstoff bekannt!! Vielleicht hilft diese kleine Gedächtnisstütze?

Tödliche Impfstoffe und Babytod nach Impfungen

Zunächst einmal ist folgendes festzustellen: Die Erkrankungen verlaufen bei Geimpften schwerer als bei Ungeimpften, weil die Beistoffe der Impfungen das Immunsystem schwer stören. Dies gilt für alle Impfungen. Daher ist die Todesrate unter den Geimpften um ein **Vielfaches** höher als bei den Ungeimpften. Alle Todesfälle der letzten Jahre in Deutschland sind daher im Vergleich Geimpfte. In den USA sind z. B. in einem Zeitraum von 10 Jahren über 100 an der Masernimpfung gestorben, jedoch keiner an der Masernerkrankung. Daher sterben an der Spätfolge SSPE in aller Regel Geimpfte oder/und Antibiotikabehandelte und nicht natürlich Immunisierte, da deren Immunsystem gestärkt aus der Krankheit hervorgeht, während die Geimpften genau durch IMPFUNG eine Schwächung erfahren. Alle Impfstoffe sind zwar medizinisch, aber nicht wissenschaftlich geprüft (Medizin ist keine Wissenschaft). Impfung zieht nach sich viele Folgeerkrankungen wie Krebs, Herz-Kreislauf-Erkrankungen, MS, MP, Demenz, Hashimoto und andere Autoimmunerkrankungen.
Quelle: Schadensdatenbank (so werden Kinder durch Impfung geschändet):
https://www.impfschaden.info/impfschaden-datenbank.html

IMPFSTOFFE, DIE ZUM TODE FÜHREN

1. HPV-Impfstoff Gardasil: In Deutschland und Österreich sind zwei junge Frauen kurz nach einer Gebärmutterhalskrebs-Impfung mit Gardasil gestorben. Die Frauen waren vor der Impfung völlig gesund.
Quelle:https://www.sueddeutsche.de/wissen/ungeklaerte-todesfaelle-nach-der-impfung-verstorben-1.272691

2. Hexavac Impfstoff: Allein im Jahr 1991 starben über 1000 Babys nach SECHSFACH-IMPFUNG(!!!) mit Hexavac. Quelle: Robert Koch Institut (Token Studie).

https://www.rki.de/DE/Content/Gesundheitsmonitoring/Studien/Weitere_Studien/TOKEN_Studie/Zusammenfassung.pdf?_blob=publicationFile

3. DTP-Impfstoff, verursacht Lähmungen und Muskelkrämpfe, welche zum Tod führen. Bewiesen ist, dass Impfungen zu einer höheren Kindersterblichkeit führen.
Quelle: https://www.zentrum-der-gesundheit.de/kindersterblichkeit-impfungen-ia.html

4. ES STERBEN MEHR GEIMPFTE ALS UNGEIMPFTE!
Quelle: https://www.impfkritik.de/todesfaelle/

5. Infanrix hexa Impfstoff führt zu erhöhtem Kindstod nach Impfung. Studie von Puliyel und Sathyamala: Vertuschung von Todesfällen bei Kindern nach der 6-fach-Impfung Infanrix Hexa von GSK.
Aufgrund des Akteneinsichtsrechts einer Ärztin kam heraus, dass in einer Neufassung des Sicherheitsberichts (PSUR) des Herstelles GlacxoSmithKline (GSK) an die Europäische Arzneimittelagentur (EMA) die Todesfälle herausgenommen worden sind (!)
Quelle: https://impfen-nein-danke.de/ploetzlicher-kindstod/

6. VAXXED – **SIDS (Plötzlicher Kindstod) ist Impf-Tod!**
VON W.H.O. VERSCHWIEGEN- VON ÄRZTEN BESTÄTIGT! HUNDERTE VON BABYS STERBEN NACH IMPFUNG!
Hier ist eine Auflistung von Hunderten von Babys unter 6 Monaten, die innerhalb von 12 Stunden nach der Impfung starben, als Todesursache SIDS diagnostiziert!
Quelle: https://kellybroganmd.com/driving-epidemic-sudden-infant-death-sids/
Das sind die tödlichen Vakzine, an denen die Babys starben:
a) Pentacel (DTaP, ActHIB & IPV),
b) Comvax (Hep B & PedvaxHIB),
c) Pediarix (DTaP, IPV, & Hep B),
d) ProQuad (MMR-Varicella),
e) ActHIB – HIB & Tetanus Toxoid, or HIB & DaPT,
f) Hiberix (HIB & Tetanus Toxoid),
g) PedvaxHIB (HIB & meningococcal serotype B antigen),
h) Menhibrix (meningococcal grps C & Y, HIB & Tetanus Toxoid)
i) Menactra (meningococcal grps A, C, Y, W-135 & Diphtheria Toxoid)
j) Prevnar-13 (13 strains of streptococcus pneumonia & Diphteria Protein)
Quelle: https://kellybroganmd.com/driving-epidemic-sudden-infant-death-sids/

7. Geheime Studie enthüllt: 18 Kinder sterben nach Impfung! Quelle: Dr. Richard Halvorsen: https://www.telegraph.co.uk/news/uknews/3336455/Secret-report-reveals-18-child-deaths-following-vaccinations.html

8. Quecksilber als Todesursache von plötzlichem Kindstod?

Wiederholung ist der beste Lehrmeister. Und damit der Leser sieht, dass ich nicht der Einzige bin, der vor Impfungen warnt, bitte das Folgende lesen:
Viele Menschen glauben, Impfstoffe beinhalten ein paar Virenstückchen, Wasser, und das war's dann auch schon. Weder die Ärzteschaft noch die Massenmedien klären einen wirklich auf, welche Inhaltsstoffe in Impfstoffen zu finden sind. Manche Inhaltsstoffe sind gar als "Betriebsgeheimnis" geschützt und somit auch den zuständigen Behörden gänzlich unbekannt. Gerät man - meist per Zufall - an einen Beipacktext, ist man als Laie oft überfordert mit den vielen chemischen Begriffen.
Daher ist es nicht verwunderlich, dass vielen Menschen nicht bewusst ist, dass Impfstoffe gentechnisch veränderte Zellen, starke Nervengifte und Allergene wie Quecksilber und Aluminium, Zellen von abgetriebenen Föten, krebserregendes Formaldehyd und vieles andere enthalten. Da Impstoffe auf lebenden Zellkulturen (Hühnereiern, Affennieren, menschlichen Krebszellen etc.) gezüchtet werden, kommen diese Zellen trotz sorgfältiger Reinigung im Impfstoff ebenfalls vor. Spezifische Viren, die man normalerweise nur in Hühnern oder Affen findet, können durch Impfstoffe auch in den menschlichen Körper gelangen. (Auch Viren, die man heute vielleicht noch nicht kennt und daher nicht nachweisen kann!).

Grundlegendes zu Impfstoffen:
Es gibt verschiedene Arten von Impfstoffen, hier die gängigsten Impfstoffvarianten:
- Lebendimpfstoffe mit vermehrungsfähigen Erregern auf Basis von Bakterien und Viren (Masern, Mumps, Röteln, Polio-Schluckimpfung, etc.).
- Inaktivierte Virusimpfstoffe (Polio-Injektion nach Salk, Influenza, Tollwut)
- Impfstoffe auf Basis inaktiver Bakterien (Keuchhusten).
- Toxin bzw. Toxoid-Impfstoffe (Diphterie, Tetanus)

Wie werden Impfstoffe überhaupt gezüchtet /erzeugt?
Da Viren nur in lebenden Systemen existieren und sich vermehren können, werden sie gewöhnlich im Tier selbst, in Zellkulturen und befruchteten Hühnereiern gezüchtet oder aus dem Blut infizierter Tiere gewonnen.
Beispiele für "Züchtungsmedien" sind Hirngewebe von Kaninchen, Nierengewebe von Hunden, Meerschweinchen, Kaninchen und Affen, Eiweiß von Hühner- oder Enteneiern, Hühnerembryos, Kälberserum, Blut vom Pferd oder Schwein und Eiter aus Kuhpocken. Es handelt sich wohlgemerkt immer um lebendige Tiere!
Jede Impfung mit lebenden oder inaktivierten (aber niemals wirklich TOTEN) Viren stellt, wie bereits erwähnt, ein potentielles Risiko dar. Besonders Affenviren werden von Forschern für besonders gefährlich gehalten.
Affen sind Träger zahlreicher Viren, die bei ihrem Wirt völlig harmlos sind, jedoch bei der Überquerung der Artenschranke, d. h., wenn sie in ein anderes Lebewesen gelangen, besonders aggressiv und gefährlich werden können. Jede Art hat grundsätzlich

ihre für sie spezifisch eigenen Typen von Mikroben, die sich in Millionen Jahren der Evolution entwickelt und als brauchbar erwiesen haben. Viren, die für eine Art ungefährlich sind, können für eine andere Art gefährlich und sogar tödlich sein.
Es ist aber auch möglich, dass zwei nicht virulente Viren, die bei einer Impfung gemischt werden, durch Wechselwirkung im Organismus eine tödliche Krankheit erzeugen. Dies gilt besonders für Mehrfachimpfstoffe bzw. das gleichzeitige Verabreichen mehrerer Impfstoffe auf einmal.

BEGRIFFE AUS DEM BEIPACKTEXT:
VERO-Zellen: Zellen aus Affennieren.
Aluminiumhydroxyd: Ein Aluminiumsalz, das als starkes Allergen bekannt ist. Weitere Aluminiumverbindungen in Impfungen sind Aluminiumphosphat und Aluminiumsulfat. Aluminiumsalze fördern die Entstehung von **Alzheimer** und verschiedenen Krebsarten, z.B. Brustkrebs und können zahlreiche Autoimmunerkrankungen auslösen.
Humane diploide Lungenfibroplasten: Zelllinien, die aus abgetriebenen Föten hergestellt werden. Solche Zellen werden auch u.a. in folgenden Impfstoffen verwendet: VAQTA von Merck (Hepatitis A), HAVRIX von GlaxoSmithKline (Heptatitis A), VarivaxO von Merck (Windpocken), PoliovaxO von Aventis-Pasteur (Polio), ImovaxO von Aventis-Pasteur (Tollwut).
Rekombinante Hefezellen: gentechnisch veränderte Hefezellen.

Folgende Impfstoffe enthalten gentechnisch veränderte Zelllinien:
Infanrix hexa® / GSK Biologicals (Komponente für Heptatitis B)
Infanrix penta® / SmithKline Beecham (Komponente für Hepatitis B)
Synflorix® / GlaxoSmithKline (Pneumokokken)
Dukoral® / Crucell Sweden AB (Cholera)
Ambirix® / GlaxoSmithKline (Hepatitis A/B)
Twinrix® Erw. / GSK Biologicals (Hepatitis A/B)
Fendrix® / GlaxoSmithKline Biologicals S.A. (Hepatitis B)
HBVAXPRO® / Sanofi Pasteur MSD (Hepatitis B)
Tritanrix® HepB / GSK Biologicals (Komponente für Hepatitis B)
Gardasil® / Sanofi Pasteur MSD (Humane Papilloma Viren HPV)
Cervarix® / GlaxoSmithKline (Humane Papilloma Viren HPV)
Silgard®* / Sanofi Pasteur MSD (Humane Papilloma Viren HPV) - nur USA
Fluenz® / MedImmune (Influenza) - nur UK und USA.
Formaldehyd: gilt lt. WHO (!) als krebserregend.
Thiomersal: = Ethyl-Quecksilber-Thiosalicylat.
Eine Quecksilberverbindung, die zur Konservierung benutzt wird. Thiomersal besteht zu fast 50% aus hochgiftigem Quecksilber. Achtung! Quecksilber kann sich auch hinter anderen Begriffen verstecken!

Synonyme für Quecksilber in Impfstoffen

Mercurioethyl((p-sulfophenyl)thio)-,
Natriumsalz
CAS-Nr. 5964-24-9
Molekül-Formel: C8-H9-Hg-03-S2.Na
MG: 440.87

Synonyme:

1. Ethyl (hydrogen p-mercapto-benzenesul-fonato) mercury NA
2. Ethyl ((p-sulfophenyl)thio)mercury, Na-Salz
3. Mercury, ethyl(4-mercapto-benzenesulfonato-(sup4))-, Na-Salz
4. Na-Thimerfonate
5. Na p-((ethylmercuri)thio) benzenesulfonate
6. Sulfo-merthiolate
7. Thimerfonate Na

Mercurio((o-carboxyphenyl)thio)ethyl-,
Natriumsalz
CAS-Nr. 54-64-8
Molekül-Formel: C9-H9-Hg-O2-S.Na
MG: 404.82

Synonyme:

1. ((o-Carboxyphenyl)thio)ethylmercury Na
2. Elcide 75
3. Elicide
4. Ethyl(2-mercaptobenzoata-S)mercury Na
5. o-(Ethylmercurithio)benzoic acid Na
6. Ethylmercurithiosalicylic acid Na
7. Ethylmerkurithiosalicilan sodny(Czech)
8. Ethyl(Na o-mercaptobenzoata) mercury
9. Mercurothiolate
10. Mercury, ethyl(2-mercaptobenzoate-S)-, Na
11. Merfamin
12. Merthiolate
13. Merthiolate salt
14. Merthiolate Na
15. Mertorgan
16. Merzonin
17. Merzonin Na
18. Merzonin, Na-Salz
19. SET
20. Na ethylmercuric thiosalicylate
21. Na o-(ethylmercurithio)benzoate
22. Na ethylmercurithiosalicylate
23. Na merthiolate
24. Thimerosal
25. Thimerosalate
26. Thimerosol
27. Thimersalate
28. Thiomerosal
29. Thiomersal
30. Thiomersalata

(Synonyme von Thiomersal und Natriumtimerfonat (1987 - 1997 Micromedex Inc., Vol.31)

Antibiotika: Sie werden Impfstoffen beigemengt, um die Ausbreitung schädlicher Keime im Impfstoff zu verhindern. Außerdem sollen sie etwaig auftretende Immun- oder Überreaktionen dämpfen, legen aber die **natürliche** Immunität zum Teil lahm! Man beobachtet Impfschäden am häufigsten 2-4 Wochen nach einer Impfung, manche sogar erst Monate oder Jahre später. Zu diesem Zeitpunkt lassen sich Impfschäden noch schwerer nachweisen, als wenn sie direkt nach einer Impfung auftreten. Viele dieser Reaktionen werden nicht einmal als Impfschäden vermutet oder gemeldet!

Nanopartikel als Wirkverstärker: Viele Ärzte warnen vor dem Einbringen von Nanoteilchen in den Körper, da sie durch ihre Winzigkeit das Nervensystem und Gehirn schädigen können. Die Folgen einer solchen Schädigung sind Müdigkeit, Konzentrationsstörungen, Schlaf- und Atemstörungen bis hin zu Lähmungen und Ersticken, Multiple Sklerose, Parkinson, Alzheimer, u.v.m.

Artfremdes Eiweiß, z.b. Hühnereiweiß: Es handelt sich dabei um Reste aus dem Herstellungsprozess. Fremdes Eiweiß wirkt injiziert völlig anders als verspeist. Der Impfcocktail gelangt dabei direkt ins Blut (Impfungen werden in stark durchblutete Muskeln injiziert.). Dies ist widernatürlich. Alle physikalischen und biologischen Abwehrbarrieren, wie man sie in Haut, Schleimhaut, Mandeln, Magensäure, lymphatischem Gewebe des Darmtraktes, Leber u.v.m. findet, werden dadurch umgangen. Solche "Verletzungen" kommen in der Natur nicht vor. Der Organismus ist dadurch total überfordert. Fremdeiweiß kann zu Abstoßungsreaktionen bis hin zu schweren allergischen Schocks führen.

Phenoxyethanol: Weitere Namen: Phenoxyethanol, 2-Phenoxy-1-ethanol, Phenylcellosolve, Monophenylglykol, Ethylenglykolmonophenylether. Phenoxyethanol ist eine organische Verbindung und tritt bei bei Raumtemperatur als farblose, viskose Flüssigkeit auf. Die Dämpfe sind schwerer als Luft. Verwendung findet es als Konservierungsstoff. Außerdem wird es auch zum Beruhigen, Betäuben oder Einschläfern von Fischen (!) verwendet werden. Kann Allergien auslösen. Gesundheitsschädlich beim Verschlucken. Reizt die Augen. Darf nicht in den Untergrund bzw. in das Erdreich gelangen. Darf nicht in die Kanalisation, das Oberflächenwasser und Grundwasser gelangen. Aber in den Körper sehr wohl?

Ethanol: Weitere Namen: Ethylalkohol, Äthanol (standardsprachlich), Äthylalkohol (standardsprachlich), Weingeist, Spiritus, Alkohol (umgangssprachlich). Ethanol ist ein wichtiges organisches Lösungsmittel, eine Grundchemikalie in der Industrie und ein Desinfektionsmittel. Eine der technischen Hauptverwendungen von Ethanol ist die Nutzung als Biokraftstoff, als so genannter Bioethanol. Ethanol ist brennbar. Die Dämpfe sind schwerer als Luft. Reizt die Augen und die Schleimhäute. In großen Mengen aufgenommen, bewirkt Ethanol Schwindel, Rausch, Narkose, Atemlähmung.
Quelle: http://www.impffrei.at/interessante-fakten/inhaltsstoffe

Ich wiederhole: Zu viele Ärzte sind GEGEN Impfungen, als dass ich dafür sein könnte!

Darum sage ich: MACHEN SIE SICH SACHKUNDIG!

Und wenn Sie diesem Buch nicht trauen, googlen Sie folgendes:

"Die Verantwortung tragen Sie, nicht die Ärzte"
"Impfungen schaden unseren Kindern"
"Die Verantwortung tragen die Eltern"
"Seltene Zeckenimpfung in der Schweiz"
"Manipulation durch Angst!
"Vertrauen Sie auf die Natur und die Abwehrkraft Ihres Körpers"
"Unbewiesene Impftheorie"
"Schon Pasteur wusste, dass Impfungen nicht funktionieren"
"Alarmglocken, die niemand hört"
"Erbsubstanz wird geschädigt"
"Beipackzettel werden nicht ausgehändigt"
"In Möbeln verboten, in der Impfung erlaubt"
"Hyperaktivität durch Impfung"
"Versuchskaninchen Kind"
"Impfstoffe als künstlichen Gift-Cocktail"
"Überlegen Sie genau, ob Sie ihr Kind impfen lassen!"
"Schädlichkeit seit 40 Jahren bekannt"
"Indien: Nach Massenimpfung folgte Massenepidemie"
"Was tun nach einer Impfung?"
"Erkundigen Sie sich - Ihren Kindern zuliebe!"
"Ärzte fordern Aufhebung der Impfpflicht!"

Quelle: https://www.zentrum-der-gesundheit.de/schaedliche-Impfungen-ia.html#toc-unbewiesene-impftheorie

JEDES JAHR sterben allein in Deutschland 30.000 (meist geimpfte) Menschen an Grippe! Auf den Totenscheinen verschweigt man das meist geflissentlich.
Noch Fragen?
Grippeimpfung ist teurer Quatsch, sonst gar nichts. Das einzige, was man in die Leute impft ist ... ANGST und natürlich die Grippe selbst! Über 10 Millionen Menschen lassen sich pro Jahr mit Grippe Impfstoff beschmutzen, über 10 Millionen Menschen erkranken an Grippe (meist die Geimpften), und etwa 30.000 sterben jedes Jahr an Grippe. Ja, die Grippe Impfung wirkt! SIE MACHT KRANK UND TÖTET! Trotz steigender Impfungen sind die Todesfälle NICHT zurückgegangen. Die Erklärung ist ganz einfach, sie sind WEGEN der Impfung nicht zurückgegangen! Impfungen halten die Krankheit am Leben!

„DER WAHNSINN HAT METHODE!" sagt Dr. Angela Spelsberg, Epidemiologin und Leiterin des Tumorzentrums Aachen. „Sie impfen Dich mit Angst!"
Na, die hat vielleicht Eier, hätte ich fast gesagt! Aber Recht hat sie. Da wird gezielt Hysterie geschürt, und die Impfmafia kassiert ab! Verschwiegen wird auch gerne, dass echte Influenza nur 10% der Erkältungsviren ausmacht.
Seit 1990 hat sich die Zahl der Grippeimpfungen in Deutschland **verachtfacht.** Denn: Die Zahl der Grippekranken und Grippetoten ist NOCH GESTIEGEN in der Zeit, und zwar UM VIERZIG PROZENT!
So, und nun mal Butter bei die Fische. Eine Studie belegt, dass nicht Geimpfte in der Grippesaison häufiger krank werden. Das ist doch kein klares Argument für Impfung, DENN erstens mal werden VIELE GEIMPFTE krank, welche wiederum die Ungeimpften anstecken, und zweitens haben Menschen dieser Studie, die sich impfen lassen, mehr Angst vor Krankheiten und achten vielleicht mehr auf Hygiene, Ernährung, etc. Also genau das, was Schutz vor Krankheiten bietet, und sie bleiben deshalb gesünder (diese Studie betreffend) TROTZ Impfung und nicht wegen Impfung.

Dr. Gerd Antes, Direktor des deutschen Cochrane-Zentrums, erläutert das Ergebnis: „Die Studienlage hat gezeigt, dass man 100 Personen impfen muss, damit eine Person einen Nutzen davon hat. Diese Zahl ist allerdings mit großer Vorsicht zu genießen. Auf der einen Seite hat man Studien, die meistens von den Herstellern finanziert und durchgeführt werden und die haben damit die Tendenz, überoptimistisch zu sein. Und auf der anderen Seite haben wir das Problem, dass die Studien, die nicht das gewünschte Ergebnis bringen, auch tendenziell seltener publiziert werden. Das heißt: Uns fehlen vielleicht relevante Studien." (Zitat Ende).
Die Pharmamafia verdient auf jeden Fall daran. Jeder Pieks bringt Geld. Die Geimpften haben nichts davon, außer, dass sie krank werden bzw. bleiben.
Impfungen halten Krankheiten am Leben!

Also da muss doch auch der Naivste stutzig werden!!! "Studien, meistens von den Herstellern finanziert und durchgeführt", mir läuft es kalt den Rücken runter.

Selbst die **Apothekenumschau vom 1.Juli 2014** gibt zu, dass es "Fehlschläge" in der Medikamentenforschung gibt und mit Tricks gearbeitet wird, um ungeliebte Ergebnisse unter Verschluss zu halten. Ich zitiere:

" … Gerade als die EU-Minister neue Regeln für die Arzneimittelforschung beschlossen, **sprachen Forscher im *British Medical Journal (BMI)* zwei der meistverkauften Medikamente der vergangenen Jahre den Nutzen ab; den Grippemitteln Tamiflu und Relenza. Der Analyse zufolge wirken beide Arzneien gegen grippeartige Symptome kaum besser als ein Lutschbonbon**. (Das habe ich schon 2011 in der ersten Ausgabe dieses Buches geschrieben! Und auch wer daran verdient! S. S.45! Anmerkung C. Anders). Jahrelang hatte das *BMJ* etwa auf den Tamiflu-Produzenten Roche öffentlich Druck ausgeübt, bis der Schweizer Konzern schließlich unveröffentlichte Studien zu seinem Medikament herausgab. Dass unliebsame Ergebnisse unter Verschluss bleiben, soll die Verordnung verhindern, die der EU-Ministerrat im April beschloss. Ab 2016 müssen Ergebnisse von klinischen Studien spätestens ein Jahr nach Abschluss auf einem Internetportal der Europäischen Arzneimittelagentur veröffentlicht werden. Bisher sei das lediglich für etwa die Hälfte der klinischen Studien geschehen. …
Die Verordnung geht **Gerd Antes** nicht weit genug. Der Direktor des Deutschen Cochrane-Zentrums an der Universität Freiburg kritisiert, dass die Veröffentlichungspflicht erst für Studien ab 2016 gilt. Doch er sieht auch positive Aspekte. "Es ist gut, dass wir durch die Registrierung wenigstens die Gebutsurkunde einer Studie haben - wenn auch nicht den ausführlichen Lebenslauf." "Tatsächlich ist unklar, wie viel die geforderten 'Ergebnisse' von Studien, die nicht zu einer Zulassung geführt haben, über deren Methodik aussagen werden", ergänzt **Dr. Beate Wieseler** vom Institut für Qualität und Wirtschaftlichkeit im Gesundheitswesen.
Dazu kommt die Frage, was mit Daten passiert, die beispielsweise in Russland oder Indien erhoben wurden. Denn was mit den Ergebnissen von fehlgeschlagenen Studien in Nicht-EU-Ländern geschehen soll, darüber sagt die EU-Verordnung nichts." Ende Zitat.

Impfungen halten Krankheiten am Leben!
Besonders gerne lässt man die Alten mit Impfungen sterben und verdient kräftig daran. Das belegen aktuelle CDC Studien. Das veraltete Verfahren, bei dem Grippeimpfstoffe mit Hilfe von Hühnereiern (PFUI TEUFEL) hergestellt werden, stößt an seine Grenzen. **In dieser Zeit können sich die zirkulierenden H3N2-Viren aber so stark verändern, dass der festgelegte Impfstoff nicht mehr dazu passt.**

So, und nun noch einmal zu den POCKEN-IMPFUNGEN! Lest euch das gut durch, ihr Impfganoven UND SCHÄMT EUCH WAS!

Jedes Jahr sterben hunderte von Kindern an den Folgen von POCKENIMPFUNGEN! In den USA SIND ES TAUSENDE! Jene, die überleben, werden oft schwachsinnig, erblinden oder werden durch Narben entstellt! Es gibt allerdings noch Mediziner, die Eier haben. Eine kleine Auswahl aus der medizinischen Fachpresse:
- *n"Medical World News"*, 1965: **"Die allgemeine Pockenschutzimpfung bei Kindern ist nicht nur überholt, sondern abzulehnen" (Kinderärztin Dr. Margaret H. D. Smith, Tulane University).**
- *"Medical Tribune"*, 1966: "Sind die Pockenschutzimpfungen in Deutschland zu gefährlich?"
"Selecta", März 1967: "Das von der Verfassung garantierte Recht auf körperliche Unversehrtheit ... als Argument gegen die (Pocken-) Impfpflicht".
Ich verweise auf das Beispiel England, wo 1948 wegen der steigenden Zahl von Impfschäden der gesetzliche Impfzwang aufgehoben wurde - **ohne dass sich hernach die Zahl der Pockenerkrankungen bedrohlich erhöht hätte.**

Die Impfer argumentieren so:
„Fast von einem Jahr aufs andere aber wurde Europa von der Seuche befreit, nachdem der britische Landarzt Edward Jenner - im Jahre 1798 - mit einem wagemutigen Experiment einen vorbeugenden Schutz gegen das verunstaltende Leiden gefunden hatte.
Mägde und Knechte, die sich zufällig mit Kuhpocken infiziert hatten, waren - so wussten die Ärzte - gegen die schwarzen Blattern gefeit. Jenner übertrug erstmals absichtlich Flüssigkeit aus einer Kuhpocken-Pustel in eine Hautwunde eines Patienten. Bei dem Impfling bildete sich ebenfalls eine Pustel, deren Sekret Jenner weiteren Gesunden einimpfte. Alle Patienten, so zeigte sich, waren fortan gegen die Blattern immun - die harmlosen Kuhpocken-Erreger hatten im Körper der Geimpften die Produktion von Abwehrstoffen angeregt, die auch gegen die Menschenpocken wirksam sind." (Zitat Ende)

Diese Lügner vergessen nur zu erwähnen, dass die Pocken bereits VOR dem Beginn der Pockenimpfungen verschwunden waren. Und Edward Jenner UND Pasteur hatten ZUGEGEBEN, ihr Ergebnisse GEFÄLSCHT zu haben! Die meisten ihrer Patienten STARBEN nach Impfung.
Die Wahrheit ist folgende: Die Kuhpocken-Viren können beispielsweise vom Blut aus dem Impfschnitt ausgeschwemmt und in den Organismus verschleppt werden - Impfpusteln am ganzen Körper sind die Folge. Wird der Impfstoff auf ein Ekzem übertragen, so entstehen auf der Haut des Infizierten große Wundflächen wie bei schweren Verbrennungen.

Die am meisten gefürchtete Komplikation der Pockenimpfung, die Gehirnentzündung (postvakzinale Enzephalitis), wird nun endlich von den Ärzten als Impfschaden erkannt. VIELE KINDER sterben daran nach Impfung. Der Rest ist teilweise gelähmt oder geistig und psychisch gestört.
Vor einer speziellen Form der Impf-Enzephalitis etwa warnt der Impf-Kritiker Dr. Buchwald, Lungenfacharzt in der Taunus-Gemeinde Ruppertshain. Sie sei "nicht erkennbar, ohne jegliche Krankheitssymptome" - aber dennoch Ursache für eine Reihe von unerklärlichen Todesfällen kurz nach der Impfung.
Noch macht Österreich bei dem Impfirrsinn nicht mit. Dort ist es neuerdings gesetzlich untersagt, Kinder im ersten Lebensjahr zu impfen. Viele deutsche Mediziner dagegen, wie der Hamburger Dr. Ehrengut und der Göttinger Kinderarzt Professor Heinz Spiess, befürworten eine Impfung möglichst schon im ersten Lebenshalbjahr. Mir - und nicht nur mir - fehlen die Worte…

Nun wollen die Impfganoven uns zwangsimpfen. Das könnt ihr bei mir und meiner Familie gerne versuchen, aber sichert euch schon mal einen Platz auf der Intensivstation.
Die Impfer argumentieren so:
Noch immer gibt es Seuchen in der Welt.
Dazu sage ich: Das liegt an der mangelnden Hygiene.
Zunehmender Düsenflugverkehr erhöht die Gefahr, dass Pockenerreger in seuchenfreie Länder eingeschleppt werden.
Dazu sage ich: Das und die Migrantenwelle aus Seuchenländern!
Hier ein Beispiel:
Der Hannoveraner Hautarzt Dr. Fischer schleppte die POCKEN ein, obwohl er zweimal GEGEN Pocken geimpft wurde. Die Erklärung ist einfach: DER IMPFSTOFF, welcher ja das Virus enthält, hat ihm die Pocken beschert! WACHT AUF, IHR IMPFWAHNSINNIGEN! Der erstrebte "kollektive Impfschutz“ ist eine Illusion!

WARUM wollen die Herrschenden also unbedingt, dass jeder (natürlich außer ihnen und ihren eigenen Kindern) geimpft wird? BILL GATES verrät es uns. Er sagte dort in einem TED Talk Interview: **„Impfen ist die beste Art der Bevölkerungsreduktion.“** Stimmt. Man will, dass die Geimpften sterben wie die Fliegen!

Ich zitiere Gates, der SEINE Kinder natürlich NICHT impfen lässt, versteht sich ja von selbst: ***„Zuerst haben wir die Bevölkerung. Heute leben 6,8 Milliarden Menschen auf der Welt. Es geht auf etwa 9 Milliarden zu. Wenn wir sehr erfolgreich mit neuen Impfstoffen, der Gesundheitsversorgung und Reproduktionsmedizin sind, könnten wir das wohl um 10% bis 15% senken, aber zur Zeit sehen wir eine Steigung um 1,3.“***

Aber bleiben wir noch etwas bei Bill Gates bzw. seinen Entvölkerungsplänen. Dieses Buch enthüllt zum ersten Mal Pläne zur Bevölkerungsreduktion durch Unfruchtbarmachung via Impfungen. Ich meine z.B. Massensterilisationen in Kenia durch Impfungen, ganz nach dem Plan von Gates.

DIE WHO UND DIE UNICEF WOLLEN DIESE PLÄNE DURCHFÜHREN UND HABEN SCHON ZUM TEIL DAMIT BEGONNEN!

Mehr als zwei Millionen Frauen sollten zwangssterilisiert werden, OHNE Wissen der Frauen, mittels eines „Anti-Tetanus" Impfprogramms. Die Schweinerei sollte so verlaufen: Unter dem Vorwand, gegen Tetanus zu impfen, wollte man die Frauen sterilisieren!

Ich bin ja nicht für die katholische Kirche, aber in diesem Falle muss ich Respekt zollen. Sie deckten den Schwindel nämlich auf, unterstützt von Ärzten. In den Lügenmedien liest man wenig darüber. Ich zitiere Stephen Karanja, den Vorsitzenden der katholischen Ärztevereinigung des ostafrikanischen Landes: *„Wir haben dem Parlament den wirklichen Inhalt des Impfstoffs gezeigt, der als Anti-Tetanus-Vorbeugung getarnt war."* Dies zwang die kenianische Regierung, das Impfprogramm einzustellen. 2,3 Millionen Frauen, die daran teilnehmen sollten, waren gerettet.

Stephen Karanja: *„Die Frauen sind glücklicherweise alle gerettet. Für die Wirksamkeit der Sterilisierung hätten alle fünf Impfungen durchgeführt werden müssen. Das konnte verhindert werden. Ich wage gar nicht zu denken, was sonst geschehen wäre."*

Ich sehe geradezu das enttäuschte Gesicht von Bill Gates vor mir.

Zum Nachtisch noch dies:

DIE MÖRDERISCHE SECHSFACHIMPFUNG VON BABIES!

Mir stellen sich die Nackenhaare auf beim Schreiben dieses Kapitels.

In der von mir in diesem Buch zitierten Token-Studie macht das Robert Koch Institut nun einen Rückzieher. Die Studie belegt zunächst ganz klar hunderte von toten Babys und deckt Kausalitäten zu den vorangegangenen Impfungen auf. Ist ja auch kein Wunder. Wenn ich ein Baby sechsmal impfe und dann hoffe, dass es das überlebt, dann muss ich nicht ganz bei Trost sein. Aber bleiben wir mal neutral. Man impft das Baby „gegen" Diphtherie, Keuchhusten, Tetanus, Hepatitis B, Polio, Haemophilus Influenzae. Ich sage - und dieses Buch belegt es - die Sechsfachimpfung VERURSACHT Diphtherie, Keuchhusten, Tetanus, Hepatitis B, Polio, Haemophilus Influenzae, und das bereits in geimpften Babys! Das Robert Koch Institut redet sich nun so heraus, dass es die Bauchlage des Babys oder oder DIE RAUCHENDE MUTTER war, welche den Tod der Babys verursachte. Meine gute Erziehung verbietet es mir, das zu kommentieren.

Das soll uns aber nicht verbittern. Lest dieses Buch immer und immer wieder und verbreitet seine Botschaft! Macht euch sachkundig! Denn sie werden bald vor eurer Tür stehen mit gezogener Spritze!

Wie man sich gegen Zwangsimpfung wehren kann

Besorgen Sie sich ein ärztliches Attest.
IfSG (§ 20, Abs. 6), besagt, **dass niemand bei einer durch ärztliches Attest dokumentierten Gefahr für Leben und Gesundheit geimpft werden darf**. Liegt im individuellen Fall ein derartiges ärztliches Attest vor, **darf auch bei einer Zwangsimpfung nicht geimpft werden.**
Eine weitere Möglichkeit wäre, sich grundsätzlich mit der Impfung einverstanden zu erklären, jedoch **von den impfwütigen Behörden oder Ärzten die Unterzeichnung der „Ärztlichen Impferklärung" zu verlangen**. Da kein Arzt für die Sicherheit einer Impfung schriftlich garantieren wird, ist also die Gefahr für Leib und Leben nicht auszuschließen. Diese Vorgehensweise dürfte zu einem rechtlichen Konflikt führen, der mindestens bis zum Ende der „Pandemie" anhält.
Genauer Wortlaut des Infektionsschutzgesetzes:
http://www.gesetze-im-internet.de/ifsg

Impfkritische Ärzte

Quelle: Interessengemeinschaft Impfkritischer Ärzte

Dr. Walter Bachlechner,
Dr. Rudolf Berghofer,
Dr. Klaus Bielau,
Dr. Rudolf Burg,
Dr. Oskar Demmer,
Dr. Susanne Diez,
Dr. Ali Reza Emami,
Dr. Renate Fojtlin,
Dr. Barbara Franke,
Dr. Bernhard Gappmair,
Dr. Ulrike Haas,
Dr. Peter Laszloffy,
Dr. Johann Loibner,
Dr. Edith Minichmayr,
Dr. Franz Ofner,
Dr. Marie-Luise Schwarz,
Dr. Parviz Sedaghat,
Dr. Susanne Stammler,
Dr. Klaus Trenkwalder,
Dr. Kurt Usar,
Dr. Gabriele Wimmer,
Dr. August Zöbl,
Dr. Peter Walch,
Dr. Reinhard Meyr
Dr. Helga Voglsam,
Dr. Christina Tscherne,
Dr. Bernadette Engelberger-Schmutz,
Dr. Thomas Mayr
Dr. Jenö Ebert
Dr. Sherri Tenpenny,
Dr. Robert Simpson of Rutgers University

Für Impfkritiken offene Ärzte

Alaska
Darcy Lucey, A.N.P.
Family Practice Nurse Practitioner
One Family Birth Center
1108 E Northern Lights Blvd Suite C
Anchorage, AK 99508, (907) 349-3054

Mat-Su Midwifery
2650 Broadview Ave
Wasilla, AK 99687, (907) 373-3420

Arizona

Rajeev Agarwal, M.D.
20950 N. Tatum Blvd, Suite 200
Phoenix, AZ 85050, (480) 585-5200
www.DesertRidgePeds.com

Matthew Baral, N.D.
Southwest Naturopathic Medical Center
8010 E. McDowell Rd, Ste 111
Scotttsdale, AZ 85257, (480) 970-0000

Terri Barrett, N.D.
All Natural Pediatrics, PLC
401 W Baseline Rd, Ste 103
Tempe, AZ 85283, (480) 229-5676 oder
3160 S Gilbert Rd, Ste 5
Chandler, AZ 85286
www.AllNaturalPediatrics.com

Mary K Geyer, N.D.
Tree of Life Medicine, Southwest Naturopathic Medical Center
& Genesis Center for Advanced Natural Medicine
Scottsdale Location:
8010 E. McDowell Rd., Suite 111 Scottsdale, AZ 85257
Phone: (480) 970-0000; Fax: (480) 970-0003
Tempe Location:
209 East Baseline Road -Suite E-102
Tempe, AZ 85283
Phone: (480) 284-8155; Fax: (866) 823-2115
www.TreeOfLifeMedicine.com

Jessica Mitchell, N.D.
Southwest Naturopathic Medical Center
8010 E. McDowell Rd, Suite 111
Scottsdale, AZ 85257, (480) 970-0000

California
Sears Pediatrics and Family Medicine
26933 "A" Camino De Estrella
Capistrano Beach, CA 92629; (949) 493-5437

Michael Aufdemberg, M.D.
4902 Irvine Center Dr., Suite 106
Irvine, CA 92604; (949) 786-5437

Dr. Simon Barker
Dr. Daniel Brousseau
Paracelsus Natural Family Health Center, Inc.
740 N Lake Avenue
Pasadena, CA 91104; (626) 794 4668
www.Paracelsusla.com

Lauren Feder, M.D.
Pediatrics and Homeopathy
6399 Wilshire Blvd., Suite 401
Los Angeles, CA 90048; (323) 651-4454

Julia Getzelman, M.D.
GetzWell Pediatrics
1701 Church Street
San Francisco, CA 94110; (415) 826-1701
www.GetzWell.com

Jasmeet Gill, M.D.
504 S. Sierra Madre Blvd
Pasadena, CA 91107; (626) 795-8811
Ruth Gingerich, C.P.N.P.
Children's Health Services
25700 Canada Dr.
Carmel, CA 93923; (831) 624-9679
Ruthpnp@sbcglobal.net

Dr. Jay Gordon
901 Montana Ave
Santa Monica, CA 90403; (310) 393-9784

Mary Anne Morelli Haskell, D.O., F.A.C.O.P.
1203 2nd Street Ste. C
Coronado, CA 92118
DrMaryAnne.com
Does NOT give vaccines, only provides vaccine counseling.

LeTrinh Hoang, D.O.
Holistic Pediatrician & Osteopathic Physician
51 North Fifth Ave., Suite 201
Arcadia, CA 91006, (626) 358-2500
www.DoctorHoang.com

Paul Horowitz, M.D., F.A.A.P.
Daphne Horowitz, M.D., F.A.A.P.
Discovery Pediatrics, Inc.
27420 Tourney Rd. Suite 150
Valencia, CA 91355, Phone: 661.259.8999
www.DiscoveryPeds.com

Pejman Katiraei
Loma Linda University Pediatric Wholistic Medicine Clinic
11370 Anderson Street, B100
Loma Linda, CA 92354, (909) 558-2828
pkatiraei@llu.edu

Dr. Jody Lappin
901 Montana Ave.
Santa Monica, CA 90403, (310) 393-9784

Lonna Larsh M.D.
Holistic Family Medicine APC
406 Mission St, Suite E
Santa Cruz, CA 95060, (831) 421-0775
www.WholeFamilyMD.com

Tara Levy, N.D.
Tara Natural Medicine
2342 Almond Avenue
Concord, CA 94520
and
6536 Telegraph Ave, #C201

Oakland, CA 94609, (925) 602-0582 (o) (510) 872-0730 (c)
www.TaraNaturalMedicine.com
Note: This practice does NOT provide vaccines, only counseling regarding vaccine decisions.

Thomas Lin, M.D.
Board-Certified Pediatrician
DAN! Physician
4634 Barranca Pkwy
Irvine, CA 92604, (949) 681-0777
www.IrvineKidsMD.com

Pamela Middleton, M.D.
Pediatric Wellness Center
1501 Westcliff Drive, Suite 260
Newport Beach, CA 92660, (949) 631-5437
Does NOT give vaccines, only provides vaccine counseling.

Jane Morton, MD
Burgess Pediatrics
401 Burgess Drive, Suite C
Menlo Park, CA 94025, (650) 321-9555
www.BurgessPediatrics.com
www.BreastMilkSolutions.com (for help with breastfeeding)

Veronica Naudin, M.D.
2067 W. Vista Way, Suite 180
Vista, CA 92083, (760) 945-3434

Dr. Sanford Newmark
Whole Child Wellness
1601 El Camino Real, Suite 101
Belmont, CA 94002, (650) 595-5437
Drnewmark@WholeChildWellness.com

Janesta Noland, M.D. Burgess Pediatrics
401 Burgess Drive, Suite C
Menlo Park, CA 94025, (650) 305-2037
www.BurgessPediatrics.com

Dr. Marcus Porrino
Dr. Rebecca H. Porrino
Sonoma Naturopathic Medicine
710 West Napa St, Suite 1
Sonoma, CA 95476, (707) 996-9355
www.SonomaNatMed.com

Suzanne Rosen M.D.
Primecare Medical Group - Family Medicine
909 Blanco Circle
Salinas, CA 93901, (831) 751-7070

Susan Schreiber, M.D.
435 N Bedford Dr., #210
Beverly Hills, CA, (310) 247-8687

Sabina Sonneman, M.D.
Redwood City, CA 94061, (415) 269-7115

Elisa Song, M.D. & Ann Wolf, M.D.
Whole Child Wellness
1601 El Camino Real, Suite 101
Belmont, CA 94002, (650) 595-KIDS (5437)
www.WholeChildWellness.com

Colorado
Pakhi Chaudhuri, M.D.
Pediatric Associates of Durango
1199 Main Ave., Suite 205
Durango, CO 81301, (970) 259-7337
www.PAOfDurango.com
Partners in Pediatrics
Jerry Rubin, M.D.& Dean Prina, M.D.
Nancy Lataitis, M.D.& Bryan Kono, M.D.
North Office
919 Jasmine Street
Denver, CO 80220 , (303) 388-4256
South Office
9785 Maroon Circle, #G104
Englewood, CO, 80112, (303) 779-1172
www.PartnersInPediatrics.com

Pediatric Partners of the Southwest
Dr. Kelly Miller, Dr. Bob McGrath, Dr. Cecile Fraley,
Dr. Brenda Huffman and Dr. Art Zemach
575 RiverGate Lane #109
Durango, CO 81301, (970) 375-0100

Lila Rosenthal, M.D.
Family Practice
Boulder Medical Center
2750 Broadway
Boulder, CO 80304, (303) 440-3102

Diana Tanney, M.D.- The Pediatric Center
4745 Arapahoe Avenue, #310
Boulder, CO 80303, (303) 442-2913

Connecticut

Dr. Erik Cohen & Staff
Next Generation Pediatrics
57 Old Post Road #2 (2nd floor)
Greenwich, CT 06830, (203) 661-6430
www.NGPeds.com

Dr. Kendra Becker
Family Nurse Practitioner and Naturopathic Doctor
Coastal Chiropractic and Family Wellness Centre
23 Clara Drive, Suite 105
Mystic, CT 06355, (860) 572-7711
www.fwcmystic.com

Florida

David Berger, M.D.
Wholistic Pediatrics
3341 W Bearss Avenue
Tampa, FL 33618, (813) 960-3415
www.WholisticPeds.com

Dr. H.E. Fang-Patrick
1951 sw 172nd Ave, ste410
Miramar, FL 33029, (954) 499-0572

The Franz Center P.A.
3160 Southgate Commerce Blvd. #64
Orlando, FL 32806, (407) 857-8860
www.Franzcenter.com

Dr. Marie John, Pediatrician
Watson Alternative Health Center, Inc.
5536 Stewart Street
Milton, FL 32570, (850) 623-3836
Does NOT give vaccines, only provides vaccine counseling.

Dr. James E. Lemire
Lemire Clinic
9401 SW Hwy 200, Bldg 90
Ocala, FL 34481, (352) 291-9459
www.LemireClinic.com

Valerie Miles, M.D.
Carolina Ceron-Canas, M.D.
Progressive Pediatrics
1539 Parental Home Rd.
Jacksonville, FL 32211, (904)-338-0434

Denise Punger M.D., F.A.A.F.P., I.B.C.L.C.
Family Medicine and Breastfeeding Medicine
4640 South 25th St,
Ft Pierce, FL 34981
(772) 466-8884
www.PermissionToMother.BlogSpot.com
Richard Rodriguez, M.D.
Sunshine Pediatrics of Central Florida
210 Lookout Place
Maitland, FL 32751, (407) 215-0400 or (407) 215-0402
www.MySunshinePediatrics.com

Shilpa P Saxena, M.D.
Living Wellness
Center for Integrative Family Health
Lutz, FL 33549, (813) 751-2020
www.MyLivingWellness.com

Georgia
Fiona A. Blair, M.D., F.A.A.P.
ABC Pediatric Group
2240 W. Park Place Blvd., Suite A
Stone Mountain, GA 30087, (770) 771.5222
www.ABCPediatricGroup.com

Laura Bleekrode, M.D.
Alpharetta Pediatrics
11660 Alpharetta Hwy, Ste 290

Roswell, Georgia 30076, (770) 664-4430
OR
102 Pilgrim Village Dr.
Cumming, Georgia 30040, (678) 947-4588
www.AlpharettaPediatricsOnline.com

Margaret Boudreaux, M.D.
Primary Care Pediatrics
763 Peachtree Parkway, Suite 2
Cumming, GA 30041, (678) 208-2050

Jill Overcash, M.D., F.A.A.P.
Claire Wilkiemeyer, M.D., F.A.A.P.
All About Kids Pediatrics
945 River Centre Place, Suite 200
Lawrenceville, GA 30043, (678) 646-0404
Fax: (678) 646-0202
www.AllAboutKidsGeorgia.com

Hawaii
Brit Reis, M.D.
40 Aulike Street, Suite 317
Kailua, HI 96734, tel: (808) 263-8822; fax: (808) 261-6749

Illinois
Karen M. Federici, M.D.
Family First Physicians
599 Pearson Dr
Genoa, IL 60115, (815) 784-6300, Fax: (815) 784-6363
www.FamilyFirstDocs.com

Dr. Robert Minkus
6810 N Mccormick Blvd
Lincolnwood, IL 60712, (847) 663-8163

Homefirst Family Practice
Chicago Medical Center
4801 W. Peterson Ave. #609
Chicago, IL 60646

Dr. Adam D. Rosenfeld, D.O.
NorthShore University Health System Medical Group
1162 Maple Avenue
Mundelein, IL 60060
(847) 367-2400

Dr. Jennifer Schening
Next Generation Pediatrics
101 S. McLean Blvd, Ste. B
South Elgin, IL 60177
(847) 695-9900

Matthew J. Spiewak, D.O.
Elmhurst Clinic
172 Schiller St.
Elmhurst, IL 60126
(630) 832-0000

Indiana
Dr. Tim Corba
Kids R Great Pediatrics
223 W. Spring St.
New Albany, IN 47150 (812) 949-1616, (812) 945-8365 fax

Dr. Terry J. Mandel
Family Practice
4007 N. High School Rd.
Indianapolis, IN 46254, (317) 299-2664

Kansas
Douglas G. Brooks, M.D.
801 N. Mur-Len Road #211

Olathe, KS 66062
(913) 451-2253
www.cpfcc.net

Massachusetts
Michael Coffey, M.D.
Family Medicine at Ball Square
645 Broadway
Somerville, MA 02145, (617) 625-0006
www.FamilyMedicineAtBallSquare.org

Janet Levatin, M.D.
Natural Alternatives
1101 Beacon Street, 5E
Brookline, MA 02446
(617) 738-4600
www.JanetLevatin.com

Dr. Terence McAllister
Performance Pediatrics
23 Aldrin Road
Plymouth, MA 02360
(508) 747-8277
www.PerformancePediatrics.com
Jennifer Sutherland, M.D., M.P.H.
Cummings Center Medical Associates
107W Cummings Center
Beverly, MA 01915, (978) 927-1859

Michigan
Robert J. Beckman, D.O.
Board Certified in Pediatrics
1820 Oak Avenue
Muskegon, MI 49442, (231) 767-3200, fax (231) 767-3201

Susan McCreadie, M.D.
Board Certified Pediatrician, Specializing in Holistic Medicine
2350 Washtenaw Ave., Suite 24
Ann Arbor, MI 48104
www.NourishMD.com
Does NOT give vaccines, only provides vaccine counseling.

Dr. David Sova
4551 Cascade Rd SE # D
Grand Rapids, MI 49546, (616) 954-2440
Does NOT give vaccines, only provides vaccine counseling.

Missouri
Christine Salter, M.D.
Vibrant Health Family Medicine
1034 S. Brentwood Blvd # 505
St. Louis, MO 63117, (314) 361-0111
www.DrSalter.com

Montana
Kristin Veneman, D.O., F.A.C.O.P.
Bear Paw Pediatrics
505 E 6th St.
Whitefish, MT 59937
(406) 863-2363
www.BearPawPediatrics.com

New Jersey
Marc J. DeVito, M.D., F.A.A.P.
DeVito Internal Medicine and Pediatrics, LLC
180 White Road, Suite 205
Little Silver, NJ, 07739, (p) (732) 741-3770, (f) (732) 741-3776
www.DeVitoMedPeds.com

Harris Lilienfeld, M.D., F.A.A.P.
Delaware Valley Pediatric Associates PA
132 Franklin Corner Rd
Lawrenceville, NJ 08618, (609) 896-4141

Lisa-Ann B. Michaels, M.D.
Milestones Pediatrics
810 Franklin Avenue
Franklin Lakes, NJ 07417, Ph (201) 485-7557 , Fax (201) 485-7556
www.MilestonesPediatrics.com

Lawrence D. Rosen, M.D.
Maja T. Castillo, MD
The Whole Child Center

690 Kinderkamack Road - Suite 102
Oradell, NJ 07649, (201) 634-1600
www.WholeChildCenter.org

New York
Lori L. Anderson, M.D.
Family Care Medical Group
308 W. Seneca Street
Manlius, NY 13104, (315) 682-5080

Kristen M. Christian, M.D., F.A.A.P.
Flower City Pediatrics
900 Westfall Rd., Suite 3C
Rochester, NY 14618, (585) 244-5510

Jerry Clements, M.D.
Village Family Practice, 25 Fifth Ave
New York, NY 10003, (212) 477-1750
Jessica Davis, M.D.
Meliora Family Medicine PLLC
P.O. Box 173
Stillwater, NY 12170, (877) 664-6116
www.MelioraFamilyMedicine.com

Dr. Jamie Loehr& Dr. Ellyn Selin
Cayuga Family Medicine
302 W. Seneca St.
Ithaca, NY 14850, (607) 697-0360

Michael Niziol, M.D.
Board Certified Family Physician
83 Lewis Street POB 669
Dryden, NY 13053, (607) 844-8201

Vincent E. Pinedo, M.D., M.P.H.
Food Is Thy Medicine
Bienvenida Medical Care, P.C.
One Gateway Plaza, 3rd Fl.
Port Chester, NY 10573, (914) 481-5721
pinedomedicine@aol.com

David Rosenberg, M.D.
VIPediatrics, PC
945 Broadway
Woodmere, NY 11598, (516) 569-2323

Nina A. Tomei, M.D.
241 East Main Street
Huntington, NY 11743, (631) 367-5300

North Carolina
Mike Coladonato, M.D.
MAHEC Family Health Center at Cane Creek
1542 Cane Creek Road
Fletcher, NC 28732 , (828) 628-8250

Susan Ehrsam, M.D.& Lisa Lichtig, M.D.
Family to Family
207 Charlotte Street
Asheville, NC 28801, (828) 251-2700
www.FamilyToFamily.org

Ohio
Dr. Salvatore DiCarlo, M.D. & Dr. Ali Carine, DO
Pediatric Center at Big Run
4310 Clime Rd, Suite A,
Columbus, OH 43228, (614) 276-2400

Thomas Phelps, M.D.
8055 Mayfield Rd
Chesterland, OH 44026, (440) 729-4533

Dhanu Sant, M.D.
WholeKids Pediatrics
1335 Dublin Road, Suite 114E
Columbus, Ohio 43215, (614) 298-5437

Oregon
Evelin Dacker, M.D., Jennifer Foster, P.A. & Antje Howard, M.D.
Vida Family Medicine
374 Owens ST SE #100

Salem, OR 97302, (503) 399-1400
VidaFamilyMedicine.com

Edwin Hofmann-Smith, N.D.
Natural Childbirth & Family Clinic
10360 NE Wasco
Portland, OR 97220, (503) 252-8125

Karen McClish, F.N.P. & Sarah Agsten, DO
Family Tree Medical Clinic
2589 NW Edenbower Blvd.
Roseburg, OR 97471, (541) 673-5225

Chrissie Ott, M.D.- Nanopractice PDX
3933 NE MLK Jr. Blvd. Suite 101
Portland, OR 97212
(503) 922-3937 or (503) 200-2300
www.NanoPracticePDX.com

Paul Thomas, M.D., F.A.A.P.
Integrative Pediatrics, L.L.C.
11790 SW Barnes Rd 140
Portland, OR 97225, (503) 643-2100
www.DrPaul.MD

Debbie Walhof, M.D.
Pediatric Integrative Medicine
P.O. Box 34
Bend, OR 97709, (415) 548-0503
thewalhofs@bendbroadband.com
Does NOT give vaccines, only provides vaccine counseling.

Pennsylvania
David S. Kennedy, M.D.
Personal Care Pediatrics, LLC
2771 Geryville Pike
Pennsburg, PA 18073, (215) 541-1333
www.PersonalCarePediatrics.org

South Carolina
Karl W. Holtzer, M.D. FAAP & Becky White, M.D. FAAP & Crystal Walker PNP
Pediatrics Of Newberry, LLC
145 Executive Drive
Newberry, SC 29108, (803) 405-0220

W. Keith Stafford, M.D.
Cornerstone Family Medicine with Obstetrics
113-B Berry Avenue
Greer, SC 29651, (864) 989-0230

Tennessee
Mark Langenberg, M.D.
The Livingston Clinic
500 West Main St.
Livingston, TN 38570, (931) 823-4016
Teresa S. White, M.D.
Tennessee Pediatrics, Spring Hill
2206 Spedale Court
Spring Hill, TN 37174, (615) 302-1279

Texas
Deborah Z. Bain, M.D.
Healthy Kids Pediatrics
4851 Legacy Drive, Ste 601
Frisco, TX 75034, (972) 294-0808
www.HealthyKidsPediatrics.com

Nina Cahan, M.D.
Coppell Associates In Family Medicine, P.A.
848 S. Denton Tap Rd, Suite 100
Coppell, Texas 75019, (972) 393-5559

Daniel J. Chartrand, M.D.
Harmony Family Health
406 W Main St.
Allen, TX 75013, (972) 977-7496
www.HarmonyFamilyHealth.com

Frank T. McGehee, M.D., F.A.A.P.
1129 Sixth Avenue
Fort Worth, TX 76104, (817) 336-4896

Utah
South Summit Pediatrics
267 East Traversepoint Drive
Draper, UT 84020, (801) 553-8300
www.SouthSummitPediatrics.com

Vermont
Jeremiah M. Eckhaus, M.D.
Montpelier Health Center
156 Main Street
Montpelier, VT 05602, (802) 223-4738

Virginia
Melaney Caldwell, M.D.
Caldwell Pediatrics and Wellness Center
2425 Boulevard, Suite 6
Colonial Heights, VA 23834, (804) 520-0002

Matt Irwin, M.D., M.S.W.
517 Wythe Street
Alexandria, VA 22314, (703) 780-1261

Hai Jin Kim, M.D.
Health Builders Holistic Family Medicine
7540 Little River Tpke, Ste. H
Annandale, VA 22003, (703) 256-2600
Does NOT give vaccines, only provides vaccine counseling.

Dr. Michael Martin
Advanced Pediatrics
100 East St. SE, Suite 301
Vienna, VA 22180, (703) 938-5555

Richard Schwartz, M.D.
Advanced Pediatrics
100 East Street, suite 301
Vienna, VA 22180, (703) 938-5555

Washington
Dr. Candace Aasan
Cascade Natural Medicine
12911 120th Ave NE, Suite E-50
Kirkland, WA 98034, (425) 820-7700

Niran Al-Agba, M.D., F.A.A.P.
Silverdale Pediatrics, LLP
9615 Levin Road NW #101
Silverdale, WA 98383, (360) 692-8588

Dr. Kathleen Allen
Mother & Child Natural Medicine
16818 140th Ave NE
Woodinville, WA 98072, Phone: (425) 486-5345, Fax: (425) 486-8603
www.MotherChildMedicine.com

Evan Buxbaum, M.D., M.P.H.
Treehouse Pediatrics on Orcas Island
429 Madrona Street
Eastsound, WA 98245, (360)376-7337
www.TreeHouseDoctor.com

Board certified in Pediatric Medicine
Seth Cowan, N.D., A.R.N.P.
Michelle Antonich, N.D., L.M.
Skagit Natural Family Medicine
916 S. 3rd Street
Mt. Vernon, WA 98273, (360) 336-5658

Dr. Carol Doroshow, M.D., F.A.A.P.
Dr. Gabrielle Schuerman, N.D., and A.R.N.P.
Kids Clinic
12317 15th Ave. N.E. Suite 103
Seattle, WA 98125, (206) 957-1881

Molly Gray N.D., L.M.,
West Seattle Natural Medicine
3256 California Ave
Seattle, WA 98116, (206) 938-1393

Karen Rasmussen, N.D.
Federal Way Naturopathy
900 S. 336th Street
Federal Way, WA 98003, (253) 942-3301

Dr. Chenelle Roberts, N.D., L.M.
Docere Center for Natural Medicine
5343 Tallman Ave NW, Ste 100
Seattle, WA 98107, (206) 706-0306

Dr. Brandy Ross, N.D., L.M.
Moonrise Health
16825 48th Ave W, Suite 449
Lynnwood, WA 98037,
(425) 670-6752
www.MoonRiseHealth.com
Info@MoonRiseHealth.com

David L Russell, M.D.
Orcas Island Family Medicine, PC
33 Urner Street, Ste 5
Eastsound, WA 98245,
(360) 376-4949
www.OrcasIslandFamilyMedicine.com

Wisconsin
D. Jill Mallory, M.D.
UW Health Odana Atrium
5618 Odana Rd.
Madison, WI 53719
(608) 274-1100
Board certified in Family Medicine and Holistic Medicine

Rückfragehinweis:
IG Interessensgemeinschaft Impfkritischer Ärzte
IG Impfkritische Ärzte igaerzte@utanet.at
Tel 03143/2973-13
Fax 03143/2973-4
Badstrasse 89, 8563 Ligist

Der Impfschaden meiner Tochter

(Quelle: http://www.elternforen.com/thread.php?threadid=36440)

„Ich habe fünf Kinder, ... hatte nie viel Ahnung vom Impfen, hatte aber nie ein gutes Gefühl dabei, kann auch nicht sagen warum. Als es dann bei der Großen soweit war, wird man plötzlich damit konfrontiert.Ohne was zu wissen habe ich spontan gesagt, dass sie mir zu klein ist dafür... Arzt war ziemlich unfreundlich und hat mir viel Angst gemacht (...), die nächste U mit 6-7 Monaten war das natürlich das Thema Nummer eins beim Kia, ich habe aber wieder rein aus dem Gefühl nein gesagt... Und dann so mit 8 oder 9 Monaten hatte er mich dann soweit, mir so viel Angst gemacht, dass ich sie 5-fach impfen ließ...

MMR hab ich auch total „verschludert", denke aber eher, war was Instinktives. Da war ich dann schon mit der zweiten schwanger. Kam zur Untersuchung, (die ja immer „zufällig" mit den Impfterminen zusammen passten). Und da wurde ich dann damit überfallen, und nicht mit Fakten überzeugt, sondern immer mit viel Angstmache. Und das ist heute nicht anders, habe noch keinen anderen Arzt erlebt. (Außer meinem Hausarzt, den ich super finde, weil er mit mir ehrlich diskutiert und auch eingesteht, dass ich in so machen Dingen recht habe, und er findet es klasse, dass ich es so mache, so viel dazu, der Mann ist gute 60 Jahre).

Gut, hab sie dann impfen lassen, weil ich ja sonst Angst haben musste um das Leben meines ungeborenen Kindes … Die Große hat mit dem Beginn der Impfungen mit der Haut Probleme und mit den Mandeln. (...)

Dann wurde die zweite geboren… Da habe ich es ähnlich gehandhabt, habe nichts Kritisches gefunden, (hatte noch keinen PC) und es wieder hinausgezogen, weiß nicht warum. Die zweite war damals schon über 10 Monate alt, da habe ich mich wieder mit Angst überreden lassen… und sie vierfach geimpft... Und als sie zwei war (wieder so ein verflixter U-Termin, der mit den Impfterminen immer schon zusammen passt, keiner merkt, was da dahinter steckt !!!), wollte ich nicht MMR impfen lassen ... (hatte ein schlechtes Gefühl dabei). Da sagt der Arzt zu mir so aufgebracht und erzürnt: „WELTWEIT STERBEN MEHR KINDER AN DEN FOLGEN VON MASERN ALS AM HUNGERTOD". (Dieser Satz ist eine ganz gemeine Lüge. Christian Anders).

Ich war erschlagen von diesem Satz. Dachte, oh Gott, ich dachte, die meisten Kinder, vor allem in der dritten Welt, verhungern… Und habe sie (mein Kind) prompt impfen lassen (blöd wie ich war). Es hieß dann, nach 10 Tagen leichtes Fieber, da der Körper reagiert, bla bla bla.

Hatte Riesenangst, war so ein Gefühl, das mich über zehn Tage immer wieder so begleitete. Und nach 10 Tagen bekam sie Fieber, aber fragt nicht wie. So um die 40 Grad, die mit keinem Fiebermittel runter zu kriegen waren. Und sie ist ein Energiebündel, und da lag sie wie halb tot rum. Sie war wirklich sterbenskrank, und das über Tage. Und da gesellten sich dann Anfälle dazu.

Und dann begann die Odysee zu laufen.

Krankenhaus, ... EEG machen, das mega schlecht war … Medikamente, … die Hammer-Nebenwirkungen hatten, aber keine Anfall-Reduktion brachten. Außer irren Nebenwirkungen … Dann wurde hoch dosiert, mit noch mehr Nebenwirkungen, aber keine Anfälle, die zurückgingen. Ich wusste, das es von dieser Drecksimpfung ist, die ich nicht wollte ,… und ich habe die Ärzte damit konfrontiert, aber keiner, wirklich keiner wollte es nur andenken … NEIN, was nicht sein darf, kann nicht sein… Ich wurde etwas belächelt und in die Schiene der „Verrückten“ abgeschoben.
Auf jeden Fall bekam sie dann das nächste Medikament, das natürlich nicht für Mäuse im Alter von 2 Jahren zugelassen war, und da musste ich dann auch dafür unterschreiben… Da sterben auch öfter welche dran, aber alles auf meine Kappe… Das Medikament half auch nichts,… und ich war fast am Verrückt werden… Da sich mein Kind vom Wesen her soooo extrem verändert hatte, und die Medis nichts halfen….
Ich hab meine Neurologin immer wieder mit meinem Gedanken eines Impfschadens angesprochen, sie hat mich ausgelacht, und gesagt, ich könnte ja mal einen Antrag stellen (wollte ich gar nicht, sondern einfach, dass mir jemand meinen Verdacht bestätigt), ich werde schon sehen, wie weit ich komme, und hat hämisch lachend das Zimmer verlassen.
Ich war am Boden zerstört. Dann dacht ich mir, so kann das nicht weiter gehen…Mein Kind hat sich vom Wesen her sooo verändert, das ich es gar nicht mehr wieder erkannte… Wie ein hochgradiger ADS'ler… Autoaggressionen… Und die SM hätte das dritte Medikament ihr gegeben, und die anderen beiden in einer hohen Dosis drin gelassen.
Mir wurde das dann zu heiß, dachte mir, die vergiften mir mein Kind… Hab dann parallel in meiner Verzweiflung mir eine Homöopathin gesucht (bis dato hatte ich damit nichts am Hut, wollte es aber versuchen).
Die Homöopathin ist eine Allgemeinärztin, die sich auf Homö. spezialisiert hat. Als ich ihr meine Geschichte erzählt habe, hat sie es mir SOFORT bestätigt und gesagt, dass sie viele solcher Fälle schon hatte ... Und sie wisse, was mit Impfungen alles angerichtet wird … Und dass das die „Heilige Kuh der SM" ist.
Wir haben dann eine Anamnese gemacht… und sie hat dann daraufhin ein Mittel heraus gesucht… Mit der SM haben wir viele viele Monate ohne Erfolg gehandelt. Außer den immensen Nebenwirkungen hatten die Medis keine Wirkung. Die Diagnose war: Benigne Myoklonische Epilepsie, gibt es zwei Formen. Die eine, bei der sich die Anfälle sehr schnell in den Griff bekommen lassen und die dann in der Pubertät „auswächst“. Und die zweite Form, die so gut wie nicht einstellbar ist, und die Kinder behindert werden. So, und bei uns hieß es, dass es die zweite Form ist… Der Schlag saß.
Auf jeden Fall bekam sie dann Globuli… Und was soll ich sagen, es hat sich sooo viel verändert, wir hatten echt Glück. Das Mittel hat „voll eingeschlagen“ (hat den Impfschaden behandelt).
Beim nächsten EEG (von denen wir mittlerweile viele ganz ganz schlechte hatten) ...

war total in Ordnung … ohne die kleinste Auffälligkeit. Dachte mir, das gibt es doch nicht… Wir haben dann die Medis gaaaaanz langsam ausgeschlichen, zwischendurch wieder ein Kontroll EEG machen lassen.
Und es war nie wieder was.
Sie wird am 18. September 10 Jahre alt und hatte seitdem nie wieder Anfälle… Und seit vielen Jahren keine Medikamente mehr. Sie zählt zu den Besten ihrer Klasse. Und eigentlich hieß es, dass sie schwer behindert wird… Die SM sagt, dass es eine Spontanheilung ist. Die „Geschichte“ mit der Homöopathie wurde belächelt…
Was nicht sein kann, darf nicht sein.
So viel Ignoranz habe ich seither nie wieder getroffen Und bei diesen Krankenhausaufenthalten habe ich viele Mütter, deren Kinder Anfälle haben, getroffen. Und ich habe jede gefragt, ob denn nicht ein Zusammenhang mit der Impfung sein könnte. Zuerst wurde es abgetan mit nein, das glaub ich nicht. Aber einige sind dann gekommen und haben gesagt, stimmt, vorher war das alles nicht. Und von Impfung zu Impfung wurde es immer schlimmer…..
Wurde aber von den Ärzten alles niedergedrückt….
Von diesen Erlebnissen könnte ich alleine schon ein Buch füllen….“

<u>Eine andere Mutter schreibt:</u>

„Es war einmal...
... eine Mutter, die liebte ihr Kind über alles. Darum ging sie mit ihm auch zum Kinderarzt, um die empfohlene Untersuchung durchführen zu lassen. Denn als gute Mutter wollte sie natürlich nichts verkehrt machen und vor allem kein unnötiges Risiko für ihr Kind eingehen. Sie ging zum ersten Mal zu diesem Arzt, denn ihr bisheriger Hausarzt, der ihre Familie über zwei Generationen hinweg betreut hatte, war vor kurzem in die wohlverdiente Pension gegangen.
Der Arzt war sehr freundlich und untersuchte den Kleinen sorgfältig. Dann sagte er lächelnd: „Gratuliere! Ihr Kleiner ist pumperlgesund, er strotzt geradezu vor Gesundheit!“ Dann schaute er noch einmal in seine Unterlagen, stieß plötzlich mit dem Zeigefinger mitten hinein und meinte: „Ah, jetzt hätten wir fast das Impfbuch vergessen.“
„Ich habe keines“, sagte da die Mutter.
Der Arzt stutzte und sagte: „Was, wie, Sie haben kein Impfbuch? Ist das Kind etwa nicht geimpft?“ „Nein“, sagte die Mutter, „unser alter Hausarzt hat uns immer davon abgeraten und deshalb ist mein Kind genauso wenig geimpft wie ich.“
„Soooo“, sagte der Doktor. „Dann war Ihr alter Arzt wohl nicht mehr recht beisammen. Aber DAS Manko läßt sich ja, Gott sei Dank, schnell beheben.“ Sprachs und hatte im nächsten Moment eine Spritze in der EINEN und ein kleines Fläschchen in der ANDEREN Hand. „Aber Herr Doktor, Sie haben doch gerade gesagt, mein Kind strotze vor Gesundheit. Kann es denn durch die Impfung noch gesünder werden, als es jetzt schon ohne Impfung ist?“

Darauf der Doktor: „Impfungen gehören zu den wichtigsten und wirksamsten präventiven Maßnahmen, die in der Medizin zur Verfügung stehen. Der beste Beweis dafür ist die fast vollständige Ausrottung von tödlichen Seuchen wie Pocken oder Kinderlähmung. Moderne Impfstoffe sind gut verträglich, und unerwünschte Arzneimittelnebenwirkungen werden nur in seltenen Fällen beobachtet.“ Dann holte er kurz Luft und fuhr fort: „Wir wollen doch, daß der gesunde Zustand des Kleinen auch so bleibt, indem durch die Impfung verhindert wird, dass er sich eine gefährliche ansteckende Krankheit holt. Sie wollen doch sicherlich keine unverantwortliche Mutter sein und Ihr Kind solchen Risiken aussetzen - oder?“

„Das ist aber merkwürdig“, sprach die Mutter ungerührt, „ich bin mein Leben lang nicht geimpft worden und war bis auf einige Ausnahmen nie krank. Und fiebern sei gut, hat unser alter Arzt immer zu meiner Mutter gesagt.“ Der Kinderarzt war entsetzt.

„Da hat Sie Ihr Arzt ja bewusst in Lebensgefahr gebracht - Sie hätten sterben können - und haben unwahrscheinliches Glück gehabt, dass Sie - ungeimpft wie Sie sind - jetzt so gesund vor mir stehen und auch noch ein gesundes Kind haben.“

„Hm“, sprach die Mutter. „Geimpfte Kinder sind also gesünder als ungeimpfte Kinder?“ „Natürlich,“ sagte der Doktor. „Das weiß doch jeder“.

„Nun ja,“ sprach die Mutter, „gehört habe ich davon. Aber wissen tue ich das nicht. Woher wissen SIE das denn?“ Die Augen des Kinderarztes weiteten sich ein wenig, dann richtete er sich zu seiner vollen Größe auf. Die Spritze in der einen und das Fläschchen in der anderen Hand sprach er: „Nun, um das zu wissen, habe ich schließlich viele Semester studiert.“ „Dann können Sie mir also wissenschaftliche Studien nennen, in denen der Gesundheitszustand von geimpften Kindern und ungeimpften Kindern miteinander verglichen wurde?“

Der gute Kinderarzt runzelte die Stirn. Dann sah er auf die Uhr, und dachte nach. So eine Frage war ihm während seiner ganzen Praxis noch nicht untergekommen, schon gar nicht von einer einfachen Mutter ohne jede akademische Bildung. „Sicherlich gibt es die,“ sagte er dann. „Welche denn zum Beispiel?“ Das hatte jetzt ja kommen müssen. Die Hand mit der Spritze zitterte ein wenig.

„Gute Frau,“ sprach er, und winkte dabei mit dem Fläschchen, „ich habe leider nicht die Zeit, in meinen alten Unterlagen zu wühlen. Sie sollten mir das jetzt einfach glauben, denn ich bin ja ein Kinderarzt mit langjähriger Erfahrung.“

„Ja, wo könnte ich denn sonst diese Informationen her bekommen? Vielleicht von dem Professor, bei dem Sie studiert haben?“

„Sie sind aber hartnäckig“, grollte er. „Nein, mein Professor von damals ist vor drei Jahren gestorben.“ „Aber Ihr ehemaliger Professor ist doch sicherlich nicht der Einzige, der Studien kennt, die nachweisen, dass geimpfte Kinder gesünder sind als ungeimpfte?“

“Nein, natürlich nicht. Das Gesundheitsamt müsste da auf jeden Fall weiterhelfen können, denn das führt die Aufsicht über das Gesundheitswesen in unserem Landkreis.“

„Dann werde ich mich mal an das Gesundheitsamt wenden. Vielen Dank für die Auskunft." Sprachs, nahm ihr Kind und wandte sich zur Tür. Dann drehte sie sich noch mal um - dem Arzt stockte das Herz - und meinte: „Ach ja, bevor ich es vergesse: Können Sie mir bitte die Beipackzettel von den Impfstoffen, die sie meinem Kind geben wollten, mitgeben? „Gute Frau", wiederholte sich der Kinderarzt Zähne knirschend. „Wenn ich nur solche Patienten hätte wie Sie, dann könnte ich meine Praxis zu machen, denn die Krankenkasse zahlt für die Impfberatung nur, wenn danach auch geimpft wurde." „Im Übrigen: Wenn Sie Ihr Kind nicht impfen lassen, brauchen Sie gar nicht mehr zu mir zu kommen, denn für ein derart unverantwortliches Verhalten habe ich nicht das geringste Verständnis. Schämen sollten Sie sich dafür, wie Sie Leben und Gesundheit Ihres Kindes gefährden".

Die Mutter schaute jetzt erstmals etwas betroffen drein - was dem bedrängten Arzt gut tat. Dann schaute sie ihr Kind an, das vor Gesundheit strotzte. Dann sah sie wieder den Kinderarzt an:
„Ok, wenn es mit den Beipackzetteln nicht gleich geht, dann hole ich sie halt morgen ab. Ich werde vorher anrufen."
Und mit diesen Worten gab ihrem vor Gesundheit strotzendem Kleinen ein Bussi auf die Stirn und verließ ungeimpft die Praxis.
Einige Tage später saß sie tatsächlich im Rahmen der Sprechstunde des örtlichen Gesundheitsamtes einer netten älteren Amtsärztin gegenüber. „Was kann ich für Sie tun?", fragte die Ärztin freundlich. „Mein Kinderarzt empfiehlt, meinen Jungen impfen zu lassen und ich würde gerne wissen, ob es wissenschaftliche Studien gibt, die nachweisen, daß geimpfte Kinder ein Leben lang gesünder sind als ungeimpfte." Die Amtsärztin lächelte immer noch freundlich und sprach: „Impfungen gehören zu den wichtigsten und wirksamsten präventiven Maßnahmen, die in der Medizin zur Verfügung stehen. Den Beweis dafür sehen Sie beispielsweise in der fast vollständige Ausrottung von Seuchen wie Pocken oder Kinderlähmung. Moderne Impfstoffe sind gut verträglich, und unerwünschte Arzneimittel Nebenwirkungen werden nur in seltenen Fällen beobachtet.
„Ah, danke für die Info, aber das war nicht meine Frage."
„Wieso, welche Frage ist denn jetzt noch offen?" meinte die Ärztin leicht irritiert.
"In welchen wissenschaftlichen Publikationen nachgewiesen wird, dass geimpfte Kinder tatsächlich gesünder sind als ungeimpfte."
„Sicherlich gibt es solche Publikationen. Zuhauf. Da können Sie sicher sein. Es gibt also keinen Grund, Ihr Kind dem Risiko von gefährlichen und potentiell tödlichen Infektionskrankheiten auszusetzen."
„Könnten Sie mir eine nennen?"
„Was denn? Eine Infektionskrankheit?"
„Nein, eine der zahllosen Publikationen."
„Oh, da gibt es so viele, da habe ich keinen Überblick."
„Ich brauche erst mal nur eine Einzige."

„Ahm, leider habe ich nicht die Zeit, wegen solcher Spezialfragen die umfangreiche medizinische Fachliteratur zu durchforsten, das werden Sie sicherlich verstehen.“
“Ja, haben Sie denn während Ihres Studiums nicht auch solche Forschungsergebnisse besprochen?“
“Doch ja, sicher, aber die Unterlagen habe ich ja nicht mehr. Das ist ja auch schon alles zu lange her“, sagte die Amtsärztin, während sie ihre Brille umständlich zurecht rückte.
“Wen kann ich denn dann fragen?“
„Na, am besten das Landesgesundheitsamt. Das müsste diese Information haben, denn das LGA ist für unser gesamtes Bundesland zuständig“.
Unsere beharrliche Mutter bedankte sich höflich, wandte sich tatsächlich auch an das Landesgesundheitsamt und erhielt dort zunächst folgende Auskunft:
„Impfungen gehören zu den wichtigsten und wirksamsten präventiven Maßnahmen, die in der Medizin zur Verfügung stehen. Den Beweis dafür sehen Sie beispielsweise in der fast vollständige Ausrottung von Seuchen wie Pocken oder Kinderlähmung. Moderne Impfstoffe sind gut verträglich, und unerwünschte Arzneimittelnebenwirkungen werden nur in seltenen Fällen beobachtet.“

Nach weiterem vergeblichen Nachfragen wurde die Mutter, die es genau wissen wollte, schließlich an das Robert-Koch-Institut verwiesen, das in Deutschland, wie man ihr sagte, die höchste für Infektionskrankheiten zuständige Gesundheitsbehörde sei. Und die Auskunft der höchsten deutschen Gesundheitsbehörde war folgendermaßen:
„Impfungen gehören zu den wichtigsten und wirksamsten präventiven Maßnahmen, die in der Medizin zur Verfügung stehen. Den Beweis dafür sehen Sie beispielsweise in der fast vollständige Ausrottung von Seuchen wie Pocken oder Kinderlähmung. Moderne Impfstoffe sind gut verträglich, und unerwünschte Arzneimittelnebenwirkungen werden nur in seltenen Fällen beobachtet.“

Nach weiterem Nachhaken hieß es dann: „Beweise für den Nutzen von Impfungen finden sie in der umfangreichen medizinischen Fachliteratur.“
Und als die gute Mutter nach wenigstens EINER solchen Publikation fragte: „Leider haben wir nicht die Kapazität, umfangreiche Literaturrecherchen für Sie durchzuführen.“
Da stand sie nun, die Mutter, die es genau wissen wollte und war so schlau wie am Anfang.

(Die Geschichte ist übrigens wahr!)

Weitere Info in http://www.elternforen.com/thread.php?threadid=36440

Hühnerei-basierte Grippeimpfstoffproduktion

Offiziell will man uns folgendes glauben machen:
Die Ausgangsviren werden in embryonierte Hühnereier injiziert und die Eier dann bebrütet (inkubiert), während dieser Inkubation vermehrt sich das Virus. Der Grippeimpfstoff enthält drei verschiedene Virusstämme, die zunächst getrennt voneinander produziert werden. Da sich jeder Influenzavirusstamm im Wirtssystem Ei unterschiedlich gut vermehrt, kann die Ausbeute bei den einzelnen Grippestämmen sehr unterschiedlich sein. Nach der Virusvermehrung werden die Eier geöffnet und die virushaltige Flüssigkeit entnommen. Die zu diesem Zeitpunkt noch infektiösen Influenzaviren werden abgetötet, in Bruchstücke zerlegt und einer Vielzahl von Reinigungs- und Konzentrierungsschritten unterworfen. So wird sichergestellt, dass die später im Impfstoff enthaltenen Viren keine Infektion auslösen können (haha) und von möglichen Verunreinigungen befreit sind. Kontinuierlich werden die Produkte der Einzelschritte auf Reinheit kontrolliert. Am Ende werden die drei getrennt voneinander verarbeiteten Stämme zu einem Impfstoff zusammengeführt. Der fertige Impfstoff wird jedes Jahr neu in klinischen Studien auf seine Wirksamkeit und Verträglichkeit geprüft (eben NICHT. Es gibt KEINE klinische Studie über Wirksamkeit von Impfungen). Nach Abschluss der Prüfung bekommt der Impfstoff in Deutschland eine Zulassung durch das Paul-Ehrlich-Institut. Danach darf der Impfstoff erst verwendet werden. Ein Hühnerei wird in etwa für die Herstellung einer Dosis des herkömmlichen Grippeimpfstoffes benötigt.
Übrigens, es werden auch LÄUSEDÄRME zur Impfstoffproduktion verwendet. Und diesen Dreck will man dann in uns pumpen. Außerdem: Die Antikörper gegen Grippe, die im Dotter von Eiern sind, die mindestens 14 Tage vorher mit Grippe-Impfstoff immunisiert wurden, verhindern nicht das Angehen einer Grippeinfektion in den aus ihnen entwickelten Embryonen. Das Serum von Hühnchen, die aus den Eiern von immunisierten Hennen stammen, enthält keinen Antikörper gegen Grippe.
Das Ganze ist eine einzige unappetitliche Sauerei.

Die Legionärskrankheit

Die Legionärskrankheit (Legionellose) ist eine schwere Infektionserkrankung der Lunge, die durch das Legionärsbakterium (Legionella pneumophila) ausgelöst wird.
Der Name Legionärskrankheit stammt von einem Treffen von Veteranen der US-Streitkräfte in einem Hotel in Philadelphia, USA, im Jahr 1976. Dort erkrankten von den anwesenden Männern 221 an einer schweren Infektion mit Husten, Atembeschwerden und hohem Fieber. Die Ärzte diagnostizierten eine Lungenentzündung und behandelten die Erkrankten entsprechend mit Penizillin. Doch die Behandlung blieb erfolglos, so dass 34 der Männer starben. Erst ein halbes Jahr später wurde der Erreger der anfangs mysteriösen Erkrankung nachgewiesen.

Pleomorphologie

und Pleomorphismologie wird die Lehre und Wissenschaft bezeichnet, welche sich mit dem Formenwandel mikrobieller Strukturen beschäftigt.

Die Kochschen Postulate

Definition: Vier von Robert Koch aufgestellte Forderungen, die erfüllt sein müssen, damit ein Mikroorganismus als Erreger einer bestimmten Krankheit bezeichnet werden darf. Es geht hierbei um die Ursache-Wirkung-Beziehung zwischen einem Parasiten und dem entsprechenden Wirt.

1. Kochsches Postulat:
Der Mikroorganismus muss in allen Krankheitsfällen gleicher Symptomatik detektiert werden können, bei gesunden Individuen jedoch nicht.

2. Kochsches Postulat:
Der Mikroorganismus kann aus dem erkrankten Individuum in eine Reinkultur überführt werden.

3. Kochsches Postulat:
Ein vorher gesundes Individuum zeigt nach Infektion mit dem Mikroorganismus aus der Reinkultur dieselben Symptome wie das, aus dem der Mikroorganismus ursprünglich stammt.

4. Kochsches Postulat
Der Mikroorganismus kann aus den so infizierten und erkrankten Individuen wieder in eine Reinkultur überführt werden.

Es gibt jedoch auch Krankheitserreger, mit denen sich nicht alle Kochschen Postulate erfüllen lassen. Koch selbst erklärte seine Postulate nicht für bindend…

Die BZ vom 5. November 2009 schreibt:

**„SCHWEINEGRIPPE!
DER ERSTE SCHWEINEGRIPPE TOTE!“**

Um es gleich vorweg zu nehmen: Natürlich ist der Mann nicht an Schweinegrippe, sondern an Lungenentzündung und anschließendem Herz-Kreislaufversagen gestorben. Aber schön der Reihe nach.

Die größte und unverschämteste Lüge in Verbindung mit angeblichen „Schweinegrippe"-Toten ist die: Man untersucht einen bereits Gestorbenen und stellt dann fest, er hat das „Schweinegrippe-Virus" in sich.
Die BZ schreibt: „ERST NACH DEM TOD ENTDECKTEN ÄRZTE DAS VIRUS."
Na und? Ein Virus zu haben bedeutet noch lange nicht, damit infiziert zu sein oder die Krankheit zu bekommen. Menschen sind bis zur Schädeldecke mit allen möglichen Viren gefüllt, von Herpes bis HIV, und doch müssen diese nicht immer zum Ausbruch kommen, können ein Leben lang „schlummern" und keinerlei Beschwerden verursachen.
Beispiel 1: Etwa 85% der Weltbevölkerung sind - oft bereits seit Kindesalter - mit Herpes-Viren infiziert (Herpes simplex Typ1) Die Viren persistieren und brechen aus z.B. bei Lippenherpes (bei Ekel, Schwächung des Immunsystems, etc. etc.) oder auch nicht.
Beispiel 2 wie bereits in diesem und anderen meiner Bücher erwähnt. WIR ALLE sind HIV-POSITIV. Lassen sie sich mal BEI UNVERDÜNNTEM Blut auf HIV testen. Dann werden Sie ERBLEICHEN! Was würde geschehen, wenn man die Seren offiziell HIV-negativ getesteter Personen unverdünnt testet? SIE WÜRDEN HIV-POSITIV SEIN!!!
Ich könnte noch HUNDERTE von derartigen Beispielen anführen und HUNDERTE von Viren beschreiben, die man in Menschen finden kann, die oft ein Leben lang in ihm schlummern, OHNE dass diese Viren auch nur einmal zum Ausbruch kommen, bzw. irgendwie lebensgefährlich sind.
Mit anderen Worten: Der angeblich an „Schweinegrippe" Verstorbene mag bei dieser Art von Definition ebenso gut an HIV, Herpes oder sonstwas gestorben sein, falls man diese Viren in ihm gefunden hätte, UND IMMER NOCH wäre die Nachricht und Definition möglicherweise eine falsche gewesen. Der Einwand, dass durch Viren der Körper meist geschwächt wird, ist lediglich eine Vermutung, FALLS das Virus überhaupt aktiv bzw. infektiös wird. Außerdem wird der Körper nicht durch ein Virus geschwächt, sondern das Virus kann überhaupt erst aktiv werden, falls DAS IMMUNSYSTEM des Körpers geschwächt oder zu schwach ist. Ich könnte stundenlang darüber weiter schreiben, aber was soll's. Es ist schon traurig: Erst versetzt die liebe Presse durch derartige „Schweinegrippe"-Todesnachrichten die Menschen in Panik, um dann auch gleich im selben Artikel zu schreiben „IMPFUNGEN STARTEN AM MONTAG." Na klar.

P.S. Meiner Ansicht nach ist übrigens der Mensch selbst das schlimmste Virus. Es infiziert diesen Planeten, seinen Wirt, plündert ihn aus und zerstört ihn. Aber lassen wird das lieber. Es führt zu weit…

Zusammenfassend kann man sagen: Die Mehrzahl der Menschen lassen sich willig zur Impfschlachtbank führen. Sie sind wie Schafe. Aber noch ist es nicht zu spät.

Noch können wir uns informieren, sachkundig machen und DANN handeln. Der Grund, warum die meisten Leute einfach abdrehen und sagen, ich versteh das nicht, ist der, dass sie sich NUR oder zu sehr mit der wissenschaftlichen Seite von Impfungen befassen. Wer das wirklich VERSTEHEN will, der müsste sich schon dieses Buch und das Viralbuch *DER MANN DER AIDS ERSCHUF* gründlich und mehrmals durchlesen. Aber NOCH ETWAS ist von großer Wichtigkeit. Um zu wissen, warum es Impfungen gibt, muss man wissen, WER davon profitiert. Mit Sicherheit nicht der Geimpfte. Der wird nur immer kranker. DIE IMPFMAFIA profitiert von Impfungen, das IMPFKARTELL, welches aus Impfstoffherstellern und Vertreibern besteht. Aber auch das Militär verdient an Impfungen bzw. benutzt sie als Vehikel der Macht und zur Machtergreifung. Dies ist eine wenig bekannte Tatsache. Mit anderen Worten: Impfungen werden auch als biologische Waffen eingesetzt und hauptsächlich dazu verwendet, ganze Völker zu unterdrücken. In meinem Buch *DER MANN DER AIDS ERSCHUF* beschreibe ich unter anderem im Detail, wie z.B. der weiße Mann den schwarzen Mann mit Impfungen verseucht und im Elend hält, damit er so in Ruhe die Bodenschätze der Dritte-Welt-Länder plündern kann. DARAN sind die wahren Herrscher dieser Welt interessiert, bis wir auf etwa 500 Millionen Menschen reduziert sind, perfekte Bilderberger Sklaven. IMPFUNG ist neben anderen Bio- und Schwingungswaffen (HAARP, Chemtrails, etc., etc.) das Hauptwerkzeug zur Erlangung der Bevölkerungskontrolle und dann zu deren Reduktion. Die KIRCHE mischt da ganz gewaltig mit. Eine wichtige Rolle bei dieser perfiden Intrige spielt auch die W.H.O, die Weltgesundheitsorganisation. Darum betitelte ich auch mein englisches Buch *THE MAN W.H.O. CREATED AIDS*.... Wobei es in diesem Falle mit „who" also „der" AIDS erschuf, aber auch als World Health Organisation "W.H.O. erschuf AIDS" interpretiert werden kann. Sie, die W.H.O. ist, inklusive der wahren Geldelite, natürlich der wahre Boss der Welt, gibt ihre Befehle – via Gesundheitsministerien - weiter an die oft ahnungslosen Ärzte und diese dann weiter an uns, und wir bzw. die meisten von uns gehorchen blind den „Göttern in Weiß".

Bald werden sie uns zwangsimpfen wollen, um schneller das Ziel zu erreichen: 500 Millionen programmierte Sklaven, der Rest wird vernichtet. Seid gewarnt, wer sich der Zwangsimpfung widersetzt, wird möglicherweise in so genannte FEMA Lager gesteckt und dort zwangsgeimpft. Diese FEMA Lager gibt es bereits, INKLUSIVE PERSONAL in Nordamerika. Einige dieser Lager können bis zu 2 Millionen Menschen fassen ... In Nordamerika gibt es bis jetzt bereits über 800 solcher Lager oder FEMA Camps. Sie glauben es nicht? Klicken Sie mal hier:
http://www.youtube.com/watch?v=0P-hvPJPTi4&feature=player_embedded#at=103

Jemand, dessen Name ich nicht nennen darf, hat mir diese diese Information, die FEMA-Camps betreffend, zugespielt:

„THESE CAMPS WILL RETAIN ANTISOCIAL FEMALES AND OTHER WOMEN AVOIDING THEIR REPRODUTION AND REDUCE AND IMPROVE HUMANITY. SCHOOL GIRLS BETWEEN 12-25 YEARS OLD WILL BE PROTECTED FROM THEMSELFS BY NOT HAVING CONTACT WITH MALES.
FORCED VACCINATIONS AND OTHER CRIMINAL ACTIVITIES WILL HELP TO REACH THE GOAL WHICH IS: TO REDUCE THE WORLDPOPULATION TO 500.000.000 ILLUMINATI SLAVES!"

Was ich hier geschrieben habe und SEIT ÜBER ZEHN JAHREN behaupte, habe ich mir nicht aus den Fingern gesogen, sondern das wird bereits von vielen Ärzten bestätigt, unter anderem von der renommierten australischen Ärztin Dr. Ghislaine Lanctot, Spezialistin für Venenheilkunde. Siehe z.B. hier:
http://www.secret.tv/artikel5038102/Vortrag_Ghislaine_Lanctot_Die_MedizinMafia
Sie ALS ÄRZTIN sagt so zutreffend: **„Die einzige Absicht des Gesundheitssystems ist es, die Menschen krank zu machen!"** Nun habe ich viele Freunde, die Ärzte sind, wunderbare Menschen, die anderen Menschen helfen wollen! Dies ist umso tragischer, als sie – wenig Mediziner ausgenommen, denen dann meist sofort die Zulassung entzogen wird – gar nicht wissen, dass sie nur gutgläubige Figuren in einem Schachspiel sind, welches von den WIRKLICH Mächtigen zu deren Belustigung gespielt wird.
Wie dem auch sei: In meinem Buch *DER MANN DER AIDS ERSCHUF* beschreibe ich, wie die amerikanische Regierung aus Flugzeugen und Schiffen Viren auf Menschen sprühte (und noch sprüht?), zum Zwecke von Versuchen am lebenden Objekt. VIEL SPÄTER kamen diese Fälle sogar vor Gericht und die Regierung ENTSCHULDIGTE sich bei ihren Bürgern (auch Syphilis Experimente mit Farbigen in Tuskegee Alabama betreffend).
Aber der Mensch vergisst schnell… Übrigens: Meldungen sickern durch, dass unser Trinkwasser erst durch E-Coli verseucht ist, einige Tage später nicht mehr, dann wieder. Geschieht hier ein Testrun? Immer wachsam sein bitte….
Ich sage: Impfungen sind die Vorstufe zur totalen Versklavung der Menschheit. Der Geimpfte und somit latent Kranke kann dann noch leichter mit Chips geimpft werden. Nein, ich meine keine Kartoffelchips zum Essen. Wer finanziert nun das Ganze? WIR tun es. Wir bezahlen für unsere eigene Versklavung und Vergiftung durch hochgiftige Impfstoffe. Der Trick der Ärzte und Politiker ist der, den die Kirche bereits vor über tausend Jahren anwandte. Sie, die Ärzte und deren wirklichen Bosse, sprechen in für uns unverständlichen Rätseln, indem sie ihre Fachsprache benutzen bzw. damals im Falle der Kirche das Lateinisch. Der Durchschnittsmensch schaut bewundernd zu dem Schwindel auf und glaubt ihn, WEIL ER IHN NICHT VERSTEHT. Ich hoffe, dieses Buch schafft Abhilfe von diesem Übel, indem es die Sprache bzw. den geheimen Code derer, die uns mit Impfungen und anderen Waffen versklaven und vergiften wollen, entschlüsselt.
Liebe und Licht, Ihr Christian Anders

Ein kleines Schweinegrippe-Resümee
oder
Des einen Freud' – des anderen Leid
oder
Sieger und Verlierer der Schweinegrippe-Hysterie

Massenbestellungen und Riesengewinne für die Pharmaindustrie

- Ca. 50 Staaten bestellten bis Januar 2009 mehrere Hundert Millionen Dosen Impfstoff, obwohl dieser noch gar nicht existierte!
- GlaxoSmithKLINE verkaufte allein 195 Millionen Dosen, erwartete weitere Bestellungen und nannte sogar schon Lieferfristen bis zu einem halben Jahr.
- Der Novartis-Konzern (Schweiz) konnte sich über Bestellungen aus über 35 Ländern freuen und über den entsprechenden finanziellen Effekt.
- Nettogewinn von GlaxoSmithKLINE im Jahr 2009 auf 5,5 Milliarden Pfund, also 20%, gesteigert.
- GlaxoSmithKLINE will bis Ende 2009 den Umsatz mit dem Grippe-Medikament „Relenza" auf 190 Millionen Dosen verdreifachen.
- Der Tamiflu-Umsatz bei Roche verdreifachte sich auch auf 1,01 Milliarden Franken. Zielstellung für Anfang 2010 ist die Produktion von 400 Millionen Packungen jährlich bzw. einem Umsatz von ca. zwei Milliarden Franken.

Und die Verlierer:

- zahlen Milliardenbeträge für den Impfstoff gegen die Schweinegrippe.
- Und nun müssen sie nicht nur für den Impfstoff zahlen, sondern auch noch für dessen ENTSORGUNG, denn nur ein kleiner Teil der Bevölkerung war so naiv, sich impfen zu lassen.
- In Berlin sind rund 10.700 Impfdosen Pandemrix im Wert von 90.000 Euro im Müll gelandet, weil sie abgelaufen waren.
- Das Bundesland Sachsen-Anhalt blieb auch auf dem größten Teil des Impfstoffes sitzen. Die Mitteldeutsche Zeitung vom 2. August 2011 berichtet, die Kosten der „nicht verbrauchten und mittlerweile abgelaufenen Impfstoffe plus die Entsorgung als Sondermüll kosten dem Steuerzahler voraussichtlich etwa 7 Millionen Euro."
- Noch im Sommer 2011 sind die Länder mit der Vernichtung der Impfstoffe beschäftigt. Wie DPA meldet, suchen die Länder auch zwei Jahre nach der Schweinegrippe noch eine Müllverbrennungsanlage für die Vernichtung der Impfstoff-Reste.
- Laut DPA sind von 34 Millionen erworbenden Impfstoff-Dosen 28,7 Millionen übrig geblieben und damit bleiben die Länder auf Kosten von 239 Mil-

lionen Euro sitzen. Ein Verramschen ins Ausland ist gescheitert, weil keiner das Zeug haben wollte.

- Allein Thüringen, Sachsen und Sachsen-Anhalt bleiben zusammen auf rund 30 Millionen Euro plus Entsorgungskosten sitzen.
- Eine Beteiligung vom Bund (der die Länder eigentlich zur Bevorratung mit Impfstoffen aufgefordert habe) wird zurückgewiesen.

Die aktuellste Meldung vor Abschluss dieser Auflage bringt der Dresdner Wochenkurier vom 7. September 2011 (geschrieben von Verena Farrar):

H1N1-Impfdosen für den Müll produziert

Laut Wochenkurier zahlt Sachsen rund 20.000 Euro für die Entsorgung von Pandemrix. Sachsen habe 1,76 Millionen Impfdosen bestellt und bezahlt. Der Wochenkurier berichtet weiter: „Dumm nur: Sehr viele Bundesbürger verweigerten sich der breit angelegten Impfkampagne – teils aus Prinzip, **teils weil sie einfach keine Lust hatten, sich von der Massenhysterie anstecken zu lassen. Statt wie geplant 30% ließen sich während der Pandemie weit weniger als zehn Prozent aller Bundesbürger gegen das H1N1-Virus impfen.“** (Hervorhebungen vom Autor).

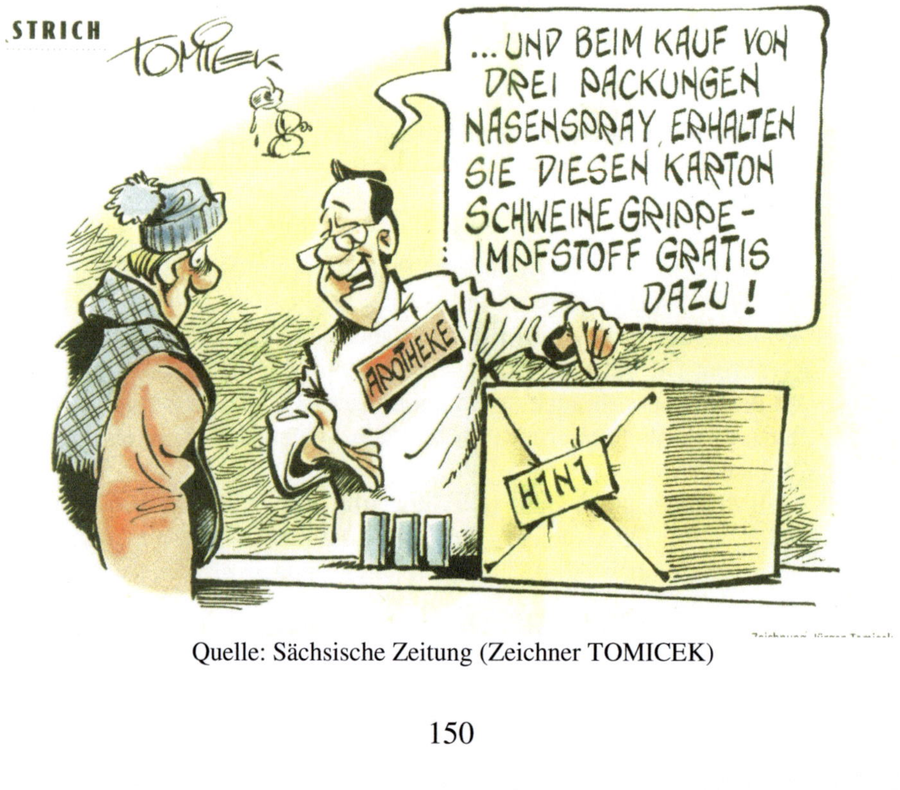
STRICH
TOMICEK
...UND BEIM KAUF VON DREI PACKUNGEN NASENSPRAY ERHALTEN SIE DIESEN KARTON SCHWEINEGRIPPE-IMPFSTOFF GRATIS DAZU!
APOTHEKE
H1N1

Quelle: Sächsische Zeitung (Zeichner TOMICEK)

Ein Lichtstrahl am Horizont?

Das Impfverhalten der Bürger gibt Anlass zu der Hoffnung, dass viele sich nicht mehr für dumm verkaufen lassen wollen. Ein weiterer Lichtstrahl am Horizont ist der SPD-Politiker Dr. Wolfgang Wodarg (Arzt und Epidemiologe), der für den Januar 2010 eine Debatte im Europarat veranlasste. Thema: Gesundheitsgefahr durch gefälschte Pandemien. Unter der Überschrift „Schweinerei mit der Grippe" schreibt Rainer Woratschka, Wodarg halte den Umgang mit der Schweinegrippe für „einen der größten Medizinskandale des Jahrhunderts". Endlich mal einer, der die Sache beim Namen nennt! Weiter heißt es in dem Artikel: „Dies habe dazu geführt, dass „unnötigerweise Millionen gesunder Menschen dem Risiko mangelhaft getesteter Impfstoffe ausgesetzt" worden seien – bei einer Infektionskrankheit, die „erheblich harmloser" sei als alle Grippewellen der Vorjahre und „nicht einmal ein Zehntel der hierbei üblichen Todesfälle" verursacht habe." Genau! Meine lieben Leser, erinnern Sie sich noch daran, was ich auf Seite 2 schrieb? Bereits dort setzte ich die zum damaligen Zeitpunkt 2000 an Schweinegrippe erkrankten Menschen ins Verhältnis zu den an die fünf Millionen, die in Deutschland jedes Jahr an der Grippe erkranken! Und ich verweise darauf, dass eine neue Seuche interessanter ist als eine alte... Und was das Versagen der Politiker anbelangt: Es gibt also auch andere. Dr. Wolfgang Wodarg spricht von Panikmache der Impfstoffhersteller und dass sie auf Kosten der Steuerzahler so „prächtig verdient haben", dass man dafür auch Körperverletzung in Kauf genommen hat". Sie wissen, dass ich bereits in meinem Buch *DER MANN, DER AIDS ERSCHUF* nicht gerade zimperlich mit der WHO umgegangen bin, und ich tue es auch heute nicht. Wodarg auch nicht. „Es könne nicht sein, dass man die Pandemie-Definition einer Organisation überlasse, die offensichtlich dem Einfluss von Pharmaverkäufern unterliege." Respekt, Herr Dr. Wodarg.
Quelle:http://www.tagesspiegel.de/politik/international/schweinerei-mit-der-grippe/1649052.html

Noch eine aktuelle Meldung:
Sächsische Zeitung vom 8. März 2011:

„Nach dem Tod von vier Kleinkindern hat die japanische Regierung die Nutzung von Impfstoffen gegen Lungenentzündung, Meningitis und andere Infektionen vorübergehend ausgesetzt..."

DER EHEC SCHWINDEL

Zunächst muss man wissen: JEDER von uns hat das E-COLI Bakterium in sich. Da man E-coli in jedem nachweisen kann, kann man dann von FAST JEDEM sagen, wenn er stirbt, er wäre an E-coli oder EHEC gestorben. So funktioniert der Schwindel, und er ist mit JEDEM im Menschen enthaltenen Virus und oder Bakterium möglich.

Auf diese Art und Weise beschwindeln uns die Impfstoffhersteller samt der ihnen hörigen Medien seit über 100 Jahren.
Ich schrieb, dass JEDER von uns E-Coli hat. Das stimmt und ist auch wichtig. Ohne E-Coli würden wir in unserem eigenen Kot ersticken, denn das Bakterium Escherichia coli (E-coli) ist ein Bewohner im Darm von Mensch und Tier. In jedem Gramm Stuhl bzw. Kot befinden sich mehrere Millionen dieser Kolibakterien. Sie erfüllen wichtige Aufgaben, indem sie Nährstoffe spalten und für die ABWEHR von Krankheitserregern sorgen.
Enterohämorrhagische Escherichia coli (EHEC), SO BEHAUPTET MAN, stellen eine Sonderform der Kolibakterien dar. Diese Form kann, im Gegensatz zu normalen E-coli, Giftstoffe produzieren. Diese Giftstoffe werden im Darm freigesetzt und können Krankheiten auslösen. Das stimmt, aber solche Reaktionen sind dann mit Durchfall etc. erledigt. Aber nun kommts: JEDER MENSCH kann an dem harmlosesten Virus oder Bakterium sterben, wenn er durch eine andere Krankheit bereits so geschwächt ist, dass sein Immunsystem „down" ist. Dann tötet ihn der kleinste Schnupfen. So ist dies nun mal. Die Natur will alles vernichten was nicht stark genug ist... Es ist also immer das IMMUNSYSTEM, welches, wenn nicht stark genug, einem harmlosen Virus oder Bakterium erlaubt, den Organismus zu zerstören. Wenn also die Medien jetzt schreiben, dass sogar ein 2-jähriges Kind an EHEC gestorben ist, dann vergessen sie, dazu zu schreiben, dass dieses Kind bereits KRANK GEBOREN war, mit schwachem Immunsystem, kranken Nieren und sonstigen anderen Krankheiten. Siehe weiter unten. Da nun JEDER Mensch E-coli hat, behauptet man, das Kind wäre an E-coli bzw. der schlimmeren Form EHEC gestorben. Man könnte genauso gut jedes andere Bakterium, JEDEN ANDEREN Virus als Todesursache angeben. DAS GESCHWÄCHTE IMMUNSYSTEM von Menschen, die entweder krank geworden oder krank geboren sind, ist dafür verantwortlich. Noch einmal: Was der Amtsarzt der Zeitung verschwiegen hat, ist: Das 2-jährige Kind war von Geburt an nierenkrank, hatte ein schwaches Immunsystem, zu wenig rote Blutkörperchen und litt an MH. Was das ist? Das ist Maligne Hyperthermie. Bei Kindern tritt die maligne Hyperthermie mit einer Häufigkeit 1 zu 5.000 auf. Liegt bei einem Kind diese genetische Veränderung vor, reagiert es mit hoher Wahrscheinlichkeit bei einem Kontakt mit bestimmten Triggersubstanzen (Eigenkot oder sonstiger Schmutz etc., etc.) mit einem exzessiv gesteigerten Stoffwechsel und unkontrollierter Calciumfreisetzung aus der Skelettmuskulatur. Radikal gesagt: Es ist ein Wunder, dass dieses arme Kind bei derartiger Vorbelastung überhaupt 2 Jahre alt geworden ist. EHEC hat es mit Sicherheit nicht getötet.
Hier haben Sie weitere Beweise, z.B. von einem „EHEC-Toten", der schon lange vor EHEC krank war und dessen Tod dann EHEC zugeschrieben wurde. Und das gilt auch für alle anderen „EHEC-Toten" bzw. daran „erkrankten". WELCHE Vorerkrankungen es sind bzw. waren, verschweigen dann die Krankenhäuser und die Panikmacher in den Medien geflissentlich...

Ich wiederhole: HARMLOSE DARMBAKTERIEN werden als lebensgefährliche EHEC Bakterien bezeichnet. Das Ganze ist ein PCR Trick. Was das ist, werde ich hier nicht sagen, sondern kann es mit einem Arzt gerne diskutieren und ihm somit den Beweis für EHEC entreißen. Es ist mit EHEC das gleiche wie beim Schweinegrippe Schwindel, den ich auch entlarvt habe in meinem Buch DER IMPFWAHNSINN. Das Schweinegrippe-Virus hat man hauptsächlich deshalb erfunden, um zu vertuschen, dass 15.000 Menschen jährlich an Grippe sterben, jetzt schreibt die Statistik 273. Die Infektologen hassen uns anscheinend und haben diesem Hass auch über die missglückte Schweinegrippe Luft gegeben, indem sie sich nun vornehmen, den viralen Schwindel besser vorzubereiten.
Nun noch einmal zur Gurke, die sich dann als „ungefährlich" erwies. Da hat man wieder mal mit der Angst vor Ansteckung in der Bevölkerung gespielt. Ich sage: All dies ist so geplant, um den EURO zu destabilisieren. In dem Falle wäre das nicht mal so schlecht, denn DER EURO bzw. das zinsbelastete Geldsystem ist SCHLIMMER als jede nur vorstellbare Epidemie und wird bald ALLE Länder der Erde infizieren und in die Schuldenfalle und dann in den nächsten Weltkrieg treiben. Da reiben sich die NWO Herrschaften die Hände.
Warum spanische Gurken? Nun, dann könnten die dummen Deutschen leichter zur Kasse gebeten werden, wenn die fällige finanzielle Unterstützung Spaniens kommt, nach dem Motto: ACH DU ARMES SPANIEN Du kannst ja nix dafür, jetzt haste auch noch das Problem mit den EHEC-GURKEN! Dir MUSS man ja helfen!
Neuerdings will man uns sogar mit der Meldung verblöden bzw. ins Bockshorn jagen, dass Bockshornkleesamen aus Ägypten die Ursache von EHEC ist. Und doch gelingt es nicht in jedem Falle, denn:

„Hygiene-Experte zweifelt an Theorie der EHEC-Übertragung auf Essen

Unterdessen hat der Hygiene-Experte Klaus-Dieter Zastrow das Vorgehen der Behörden im Falle der EHEC-Epidemie erneut scharf kritisiert. Wer behaupte, der Keim könne von Menschen auf Lebensmittel übertragen werden, verstehe nichts von der Thematik, sagte der Chefarzt für Hygiene an den Vivantes-Kliniken Berlin." *
Das lässt hoffen.

---

* Quelle: http://www.abendblatt.de/ratgeber/gesundheit/article1928635/Experte-zweifelt-an-Theorie-der-EHEC-Uebertragung.html

**Weitere Informationen zum Thema „Impfen oder nicht"
findet man auch in der folgenden Literatur:**

Impfschutz - Irrtum oder Lüge (264 Seiten) SFr. 32.- / EUR 22.-
Dieses Buch protokolliert die Geschichte der Impfungen und die offiziellen Statistiken, also den Verlauf der Pocken, Diphtherie, Kinderlähmung, TB, Keuchhusten, Tetanus usw. in jeweils mehreren Ländern: Vor Einsetzen der Impfungen, während der Massenimpfungen und nach ihrem Absetzen. Die Ergebnisse überraschen jeden!

Impfungen - Der Grossangriff auf Gehirn und Seele (344 Seiten) SFr. 32.- / EUR 22.-
Dieses Werk des amerikanischen Medizinhistorikers Harris L. Coulter analysiert 50 Jahre medizinischer Spezialliteratur zum Thema Autismus, Minimalhirnschaden, Entwicklungsstörungen, Hyperaktivität, Lernbehinderungen, Allergien und Impfungen. Seine Beweise sind zwingend und alarmierend! Coulters Forschungen sind so sorgfältig dokumentiert, dass sie den amerikanischen Kongress bereits 1986 veranlassten, das „Bundesgesetz zur Kompensation von Impfschäden bei Kindern" zu erlassen.

Impfungen - Der unglaubliche Irrtum (88 Seiten) SFr. 24.- / EUR 16.50
Dieses Buch berät Sie: Impfen oder nicht? 14.361 Versorgungsanträge aufgrund von Impfschäden in Deutschland von 1972- 1993. Das ist eine mittlere Kleinstadt ganz oder teilweise zerstörter Leben, und doch nur die Spitze des Eisbergs. Eine grundlegende Studie über Impfungen und neurologische Schäden, AIDS, Krebs, Herzschäden, plötzlichem Kindstod, genetische Schäden, multiple Sklerose etc.

Die Pharma Story - Der große Schwindel (328 Seiten) SFr. 28.- / EUR 19.-
Eine gnadenlose Anklageschrift des Medizinhistorikers H. Ruesch gegen das weltweite Chemie-Medizin-Vivisektionssyndikat. Harte Fakten, Dokumente und Enthüllungen. Z.B. wie die Menschen mit Hilfe der industriellen Propagandamaschine und Einführung einer regelrechten Zensur in die Nachrichtendienste der Medien und Öffentlichkeit derart irregeführt werden, dass sie medizinische Behandlung mit Gesundheit gleichsetzen, während die Wirklichkeit genau das Gegenteil zeigt: Die moderne Medizin ist eine der Hauptursachen für Erkrankungen geworden.

Impfen – Das Geschäft mit der Angst (381 Seiten) EUR 19,00.-
Gesundheitsbehörden, Ärzte und die Pharmaindustrie behaupten, Impfen schütze vor Kranklheiten. Dr. med. Gerhard Buchwald, ärztlicher Berater des „Schutzverbandes für Impfgeschädigte e.V." behauptet: „Impfen macht viele Menschen krank." Er informiert über Infektionskrankheiten, offiziell empfohlene Impfungen und typische Impfschäden.

Quellenverzeichnis

Robert Koch Institut
Potsdamer Neuesten Nachrichten" vom 15.07.2009
Eleanora McBean: „*Vaccination Condemned*" (*Impfung verflucht*)
Christian Anders: *DER MANN DER AIDS ERSCHUF* (ISBN 3-89811-440-6)
Wikipedia (Definition Impfung)
Südwestrundfunk („Report Mainz") vom 04.05.2009
Dr. Robert Gallo: *Virusjagd*
Dr. Creighton, Encyclopedia Brittanica
Die Ausrottung der Pocken, medizinisches virologisches Programm, Band 23, Seiten 1-21, Karger, Base 1977. Frank Fenner, Zentrum für Forschung und Umweltstudien, Nationale Universität von Australien, Canberra.
Dr. William Campbell Douglass: *AIDS - Das Ende derZivilisation*
Dr. Alan Cantwell Jr., Dr. Virginia Livingston-Wheeler: *Die Krebsmikrobe*
Dr. med. G. Buchwald: *Impfen – das Geschäft mit der Angst*
Rasch, G. u. Irene Schöneberg: *Tetanus in Deutschland.* Ergebnisse der Einzelerfassung von 1995
Bundesgesundheitsblatt 41, Heft 2, S.67, 1998
Statistisches Bundesamt Wiesbaden
Lehrbuch der Kinderheilkunde von Keller und Wiskott , 1969
Bildzeitung vom 28. August 2009
ZDF, 25.08.2009: *Frontal 2 1*(zwei Beiträge: *Schweinegrippe - Panik oder Vorsorge* und *Schweinegrippe - Impfung:Ein großer Massentest)*
Ethel Douglas Hume: *JENNER EXPOSED (Jenner entlarvt)*
R.B. Pearson: *The Dream and Lie of Louis Pasteur (Der Traum und die Lüge des Louis Pasteur)*
Harenberg Chronik des 20. Jahrhunderts, Seite 342
Magazin *Gesundheit*
Indian Journal of Medical Research (*Indisches Journal der Medizinischen Forschung*)
Bulletin der WHO (*Bulletin of the World Health Organisation, 57 (5): 819-827, 1979*)
Bundesgesundheitsblatt 26, Nr. 5, Mai 1983, S. 145
Dr. med. Klaus Hartmann, Doktorarbeit: *Erfassung und Bewertung unerwünschter Arzneimittelwirkungen nach Anwendung von Impfstoffen - Diskussion der Spontanerfassungsdaten des Paul-Ehrlich-Institutes 1987 –1995*
Der Kinderarzt, 29. Jahrgang (1998) Nr. 9, Seite 966)
Scientific American
Anne Riley Hale: *Medical Voodo,* 1935
Dr. H. M. Shelton: *Vaccines and Serum Evils*
Saar Echo vom 31.10.2005

Süddeutsche Zeitung
Wikipedia
Dipl. rer. pol Wolf- Alexander Melhorn**:** *Kindertod ohne Schutzimpfung?*
WELTONLINE (Dr. Johannes Loibner)
Berliner Morgenpost, Mittwoch, 5. August 2009
Barry Lynes: *The Cancer Cure that worked*
WELT KOMPAKT, 19. OKTOBER 2009, Seite 5 und Seite 9
Bild-Zeitung vom 21. Oktober 2009
BZ vom 26. Oktober 2010
Expressen (schwedischen Zeitung)
Tagesspiegel vom 26.11.2008
Los Angeles Times vom 22. November 1931
Wissenschaftsmagazin vom 26. August 1932 (Artikel von Rosenow)
Evening Tribune aus San Diego, 6. Mai 1983
Evening Tribune aus San Diego, 6. Mai 1928
San Diego Union vom 3.November 1929
Evening Tribune, 1.Mai, 1938
Smithsonian Bericht von 1944
Washington Post, September 1953
EpiBull Nr.12/2005
EpiBull Nr.17/2003
Impfreport, Ausgabe Sept./Okt. 2005
ORF, 30.10.2006
BMJ 2006;333:912-915
Bundesgesundheitsblatt 12/2004, S. 1161
Christian Anders: *DARWIN IRRT*, ISBN 3-937699-00-7
Regimed-Forschungsgruppe investigative Medizin & Publizistik, Dr. Lanka & Partner, Dr. Stefan Lanka
Prof. Segal und Christopher Klug: *AIDS ist besiegbar*
Joklik, Virology 18, 9-18 1962
Zwartouw et al., J. gen. Microbiol. 29, 523-529 [1962]
Pressemitteilung des Deutschen Berufsverbands der Umweltmediziner - dbu - vom 26.10.2009
Interessengemeinschaft Impfkritischer Ärzte, Badstraße 89, 8563 Ligist
BZ vom 5. November 2009
Mitteldeutsche Zeitung vom 2. August 2011
Dresdner Wochen-kurier vom 7. September 2011 (geschrieben von Verena Farrar)
Sächsische Zeitung vom 8. März 2011
http://www.bild.de/news/2009/viren/aus-dem-labor-meint-forscher-adrian-gibbs-8360886.bild.html
Apotheken Umschau 1.Juli 2014

http://www.welt.de/print-welt/article93018/Neue_Belege_Grippe_Impfung_wirkungslos.html

http://www.gesundheitlicheaufklaerung.de/impfen-macht-krank

http://www.aerztekammer-hamburg.de/funktionen/aebonline/pdfs/1060006069.pdf)

http://www.esowatch.com/ge/index.php?title=Johann_Loibner

http://www.spiegel.de/politik/deutschland/0,1518,166710,00.html

http://www.gesundheitlicheaufklaerung.de/zecken-impfung-auf-keinen-fall

http://www.welt.de/printwelt/article265459/Mehr_wissen_Mehr_lesen_besser_behalten.html

http://www.zentrum-der-gesungheit.de/impfung-geldgeschaeft.html

http://www.youtube.com/watch?v=IIKLRis1DRA

http://www.zeitenschrift.com/magazin/41-impfungen.ihtml

http://www.thieme.de/viamedici/medizin/krankheiten_diskussion/impfen2.html

http://www.tarosan.de/Kremer_HIV_Foto_01.pdf)

www.bild.de

www.agenda-leben.de

http://www.nlnv.de/front_content.php?idart=138

www.impfkritik.de

http://der-weg.org/gesundheit

http://www.arcor.de/content/reise/Service_Recht_Gesundheit/gesundheit/63062662,1,content,Schweinegrippe+Zwangsimpfung+in+Bulgarien+ablehnen.html

http://mfa.bg/berlin/

http://www.findefux.de/forum/read.php?70,3273,3273

http://www.ihr-einkauf.at/de/content/die-pockenimpfung-teil-ii

http://de.wikipedia.org/w/index.php?title=Datei:Ultramicrotome.jpg&filetimestamp=20080805234848

http://www.avert.org/hiv-virus.htm

http://www.christiananders.com/kolumne/157.shtml

www.htp://wikipedia.org/wiki/Impfung

http://www.elternforen.com/thread.php?threadid=36440

http://www.tagesspiegel.de/politik/international/schweinerei-mit-der-grippe/1649052.html

http://www.pei.de/DE/infos/fachkreise/impf-fach/schweineinfluenza/impfung-schweden-091030.html__nnn=true

http://www.aerzteblatt.de/v4/archiv/artikel.asp?src=suche&id=55487

http://www.abendblatt.de/ratgeber/gesundheit/article1928635/Experte-zweifelt-an-Theorie-der-EHEC-Uebertragung.html

http://magazine.web.de/de/themen/gesundheit/krankheiten/9190348-EU-Jeder-dritte-Europaeer-koennte-Schweinegrippe-bekommen,articleset=9141932.html

http://www.tarosan.de/Kremer_HIV_Foto_01.pdf

Hinweis:

Der Inhalt dieses Buches stellt ausschließlich die persönliche Meinung des Autors dar. Adressen sind nur eine Information und keine Empfehlung. Autor und Verlag übernehmen keinerlei Verantwortung für Handlungen oder Unterlassungen, die aus dem Inhalt des Buches resultieren. Die Lektüre dieses Buches ersetzt nicht die Beratung durch einen kompetenten Arzt Ihres Vertrauens.

WEITERE VERÖFFENTLICHUNGEN VON CHRISTIAN ANDERS
zu diesem Thema

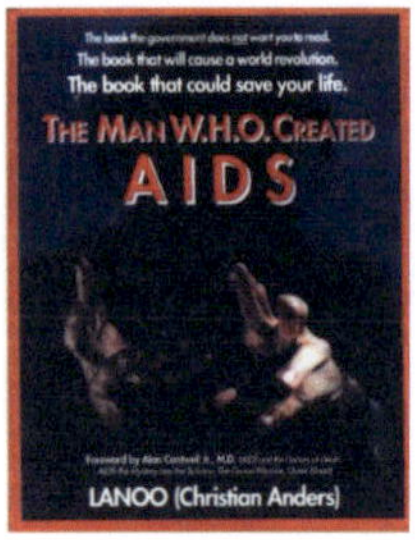

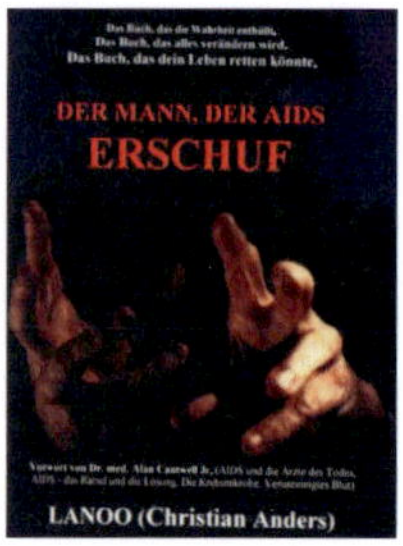

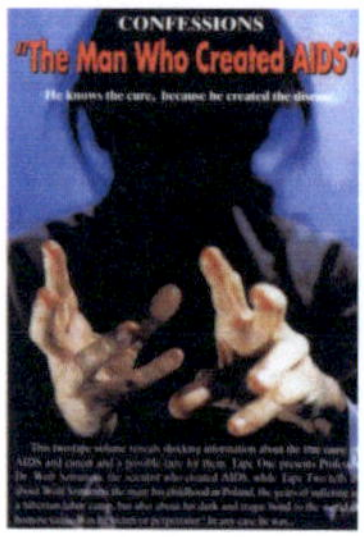

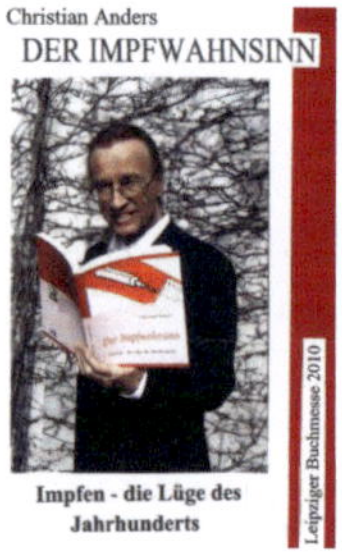

DER Mann, der Aids erschuf

AIDS - die Biowaffe der Zukunft?

- Von November 1978 bis Oktober 1979 wurden in New York 1083 Homosexuelle unter der Leitung von Prof. Szmuness gegen Hepatitis-B geimpft. Heute sind die meisten von ihnen tot. Sie starben an AIDS. **Zufall?**
- Von März 1980 bis Oktober 1981 wurden 1402 Homosexuelle aus San Francisco, L.A., Denver, St. Louis und Chicago gegen Hepatitis-B geimpft. Die meisten von ihnen starben ... an AIDS. **Zufall?**
- In der Mitte der Siebziger wurden Millionen Afrikaner gegen Pocken geimpft. Bis heute sind sie meisten von ihnen an AIDS gestorben oder sie sind HIV- positiv**. Zufall?**
- Vor 1978 gelagertes Blut zeigt keine HIV-Antikörper. **Zufall?**

Das Buch *DER MANN, DER AIDS ERSCHUF* liest sich fast wie eine Illustration zu den Nachrichten der letzten Tage, Wochen und Jahre. Vieles von dem, was wir dort als „aktuell" vernehmen dürfen, hat Christian Anders schon beschrieben. In einem Buch, das im englischen Original bereits 1993 in Los Angeles erschien!

Bücher von Christian Anders

Verlag Elke Straube
01778 Geising
postlagernd
elke.straube@web.de
Fon: 0174/13 34 337
Fax: 03 50 56/23 78 4

Bestellen:

www.straube-verlag.com
www.amazon.de
oder in jeder Buchhandlung!

Christian Anders im Internet

www.christiananders.com

www.alle-religionen-vereint.com